U0206944

张克镇 著

医疗的背后

那些关于生命、健康和医疗的真相

社会科学文献出版社
SOCIAL SCIENCES ACADEMIC PRESS(CHINA)

目　录

| 第一章 |

我们陷入了怎样的困境

我们身边还有多少健康的人

> 在35~50岁的高收入人群中，大部分人的生理年龄比实际年龄高出了10岁左右。也就是说，他们比自己的实际年龄提前衰老了10年。

目前，无论是医生还是病人，都能在医院里看到一个明显的事实：医疗设备越来越先进，药物越来越昂贵。换句话说，医疗在手段和药物方面的更新换代令人目不暇接，医药卫生行业看似真的迎来了一个全新的时代。但是，只要稍微冷静地思考分析一下现状，就不难发现让我们感到意外的事实：一方面，一些常见疾病的发病率仍在直线上升；另一方面，医院的误诊率仍然居高不下。最令人担忧的是，貌似发达的现代医学对很多疑难病症依然无能为力，很多疾病甚至连最基本的病因都无法找到。不断更新的医疗设备与医疗手段只能在对症治疗的层面上徘徊，而药物的毒副作用却给患者的身体带来了更多的危害，由此导致的医源性疾病也越来越多。这一切，都不能不让我们对医学的现状进行反思。

暂且不谈医学现状，我们首先要关注的是：在貌似无所不能的现代医学背景下，我们身边到底还有多少健康的人。

什么样的人才算是健康人呢？

世界卫生组织对"健康"的定义包括四个方面：第一，躯体的健康；第二，心灵的健康；第三，适应能力的健康；第四，道德的健康。这四个方面大致又可以分成两大类，即生理的健康和心理的健康。

一个人的心理健康包括三个方面。首先，待人接物从容自在、轻松自如；其次，处事态度积极、平和；最后，善于适应环境。

那么生理健康呢？首先，是能够抵御普通的感冒和传染病；其次，体型比较匀称，身体各部分比较协调；最后，反应比较敏锐，眼睛比较有神。另外，还有诸如口腔清洁、牙齿没有问题、头发有光泽、没有头屑、肌肉紧实、弹性良好等。只要达到这些要求，基本上就算是个健康人了。当然，我们还有另一套标准，比如睡眠质量良好、大小便正常、饮食健康、走路有力、声音洪亮、思维敏捷等，如果这样对照一下，我们的周围到底有多少人是健康的呢？

2009 年 12 月，我国卫生部做过一次"中国居民健康素养"调查。所谓"健康素养"大致包括三方面的内容：第一是人们对健康基本知识和理念的认知程度。 这一项的合格率只有14.9%。 第二是健康的生活和行为方式，合格率仅为6.93%。 第三是对健康素养的要求，其中包括健康的基本技能和养生方式。 这一项相对高一点，达到了20.39%。 之后举行的新闻发布会，首次公布了我国居民健康素养的总体水平，结果只有6.48%的人是健康的。 这也让我们看到了，健康素养与健康意识有很大的关系。

另一份关于我国居民健康现状的调查显示：亚健康的人群占了居民总人数的75%，患病人群占了20%，健康人群仅占5%左右。 值得注意的是，在一些特定的人群中，健康者的比例可能连5%都达不到。 2009年，曾有一本《中国城市健康状况白皮书》，其中有三百多万份问卷调查是关于体检数据的。 从那些数据来看，白领人群的亚健康比例比一般人群要高得多，达到了76%。 这说明大部分白领都处于过度疲劳状态。 真正意义上的健康人，在白领阶层还不到3%。 这是个非常严峻的现实。 而在35～50岁的高收入人群中，大部分人的生理年龄比实际年龄高出了10岁左右。 也就是说，他们提前衰老了10年。 这就意味着，生活水平提高了，工作变轻松了，结果却是人们身体的提前老化和健康状况的日益恶化。

这些数据也在提醒我们：人类的科技水平再高，也代替不了生命本身的健康状态，每个人的健康与他的遗传基因、生活方式等直接相关。尤其是生活方式，是决定健康最主要的因素。社会的进步和生活水平的提高，只是影响健康的因素之一。如果我们一味地沾沾自喜于医疗科技水平的提高，这种进步反而会成为影响我们生命健康的最大障碍，甚至这种所谓的进步，会让我们产生惰性以至于影响到我们生命规律本身的正常状态。因此，社会与科技的进步，一定要与我们心理意识的进步同时前进。我们也要适时适度地把握与矫正我们的生命健康与社会相适应的杠杆。

触目惊心的误诊率

> 尸检报告呈现的还只是误诊致死率。那些被误诊了，但没有致死的人还有多少呢？

曾有报纸报道过这样一个病例：一位中年病人，咳白色黏痰数月，每日痰量 500 毫升以上，影像学显示肺纹理增粗，无占位性改变，纤维支气管镜检查未见异常。 经抗感染治疗，病情不见好转，多科会诊也未能做出明确诊断。 奇怪的是，病人某日突然无痰，症状消失。 但医生并未感到欣慰，反倒生出更多疑问：病人如此大量的痰液来自何处？ 为何又突然没了踪影？ 不出两天，病人突然死亡。 尸解病理诊断病人的病因为支气管肺泡细胞癌（黏液分泌型）。 众多医生才恍然大悟：原来由于癌细胞沿着肺泡上皮生长，因而影像上没有肿块阴影；癌细胞分泌大量黏液自气管排出，所以病人每天咳出大量黏痰；最终末梢细支气管感染，肺泡腔内的黏液排泄不出，导致病人突然无痰；大量黏液无法排出，淤积在肺泡腔内导致窒息，故病人突然死亡。

这个病例虽经多方讨论，但直到病人死亡后尸检才有了明确的诊断。 回过头来看看，病人入院后接受的若干抗感染治疗，可以说是无效的、试验性的。

再给人家讲一个我身边的案例。

2012 年在一次聚会中，我和几位朋友讨论到误诊，有位友人告诉我，他的一个亲戚刚刚把头发剃掉，很快就要做开颅手术。 他问我有没有可能是误诊，我当时随口说了一句："这可不一定。"之后，他拨通了亲戚的电话，我询问了几个情况后，便真的对诊断产生了怀疑。患者住院前精神状态很好，只是几天前连续加班劳累，休息不好，加上有些受凉感冒，所以颈背僵硬，有些头晕，从沙发上站起时突然感到眩晕，摔倒时后脑着地，昏迷不醒。去医院检查后发现脑部相关部位有阴影，医院就判定病人得了脑胶质瘤，必须手术。根据患者家属反映的情况及患者的发病过程，我在想，如果真是脑胶质瘤，发展到能让人摔倒昏迷的程度，平时不可能没有神经系统的症状。他突然发病，很有可能是因为颈部肌肉紧张度过高导致小脑供血不足，引起平衡失常眩晕，然后摔倒导致脑挫裂伤，这样检查时也可能出现脑部阴影。如果我的怀疑是对的，那么开颅以后就非常麻烦了。我把这个分析告诉了患者家属，提议带上检查结果多找几个专家看看，重新评估诊断结论，看能否得出不同的意见。如果有不同的意见，就不要轻易开颅，先给病人一个礼拜左右的时间住院观察，观察过后再去做一个复查，如果阴影面积有变化，并且病人的症状在逐渐减轻，就说明病因和脑部的急性挫裂伤有关。如果病人一点变化都没有，就说明很可能与胶质瘤有关，之后再做手术也来得及。病人家属听从了我的建议，果然在复议检查结果时有三名专家都认为这不是脑胶质瘤。 最后病人得以避免手术，住院 20 天后便出院了。

据调查，我国现在医院的平均误诊率是 30%，实际上一些复杂疾病的误诊率已经超过了 40%。 前几年，某省卫生厅的一个领导曾经在其博客上披露，在我国门诊看病的误诊率已经达到 50%。 当然，对这个数据我们姑且存疑，但是 30% 这个数据应该是大家都认可的。

根据尸检来分析误诊率是比较可靠的。 这里有一个尸检报告，从这个报告中，我们能看到在一定时间段内误诊率上升的情况。 1965 年，疾病的误诊率是 21%，1978 年是 20.7%，1986 年是 25.3%，到了 1989 年竟高达 31.3%。

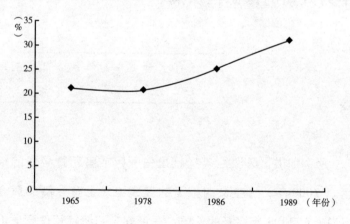

图 1-1　1965~1989 年的尸检误诊率

有一个数值应该引起我们的重视并值得我们深思：从 1978 年至 1989 年的这段时间中，医院在临床上投入的现代化科技设备数量呈明显的上升趋势。 在 1989 年的时候，很多大医院都配备了比较先进的仪器设备，像彩超、CT、核磁共振之类。 大家肯定会问，为什么仪器设备越来越先进，科技含量越来越高，误诊率反而升高了呢？ 这恰恰是值得我们深思的问题。

不为人知的医源性疾病

> 几乎每个人都在面临医源性疾病，只是轻重程度不同而已。

通俗地讲，医源性疾病就是由医疗或者药物导致的疾病。 2009 年，《生命时报》的健康论坛上有一篇文章介绍说，在 2009 年召开的首届"医疗安全与医院管理高层论坛"上，美国的一位资深医学专家，同时也是一家医院的管理人员，给出了一个让大家都非常吃惊的数据：在美国的成年患者当中，有45％的医疗行为是存在差错的。也就是说，在治疗患者的过程中有将近一半的医疗行为存在差错，而一旦某些医疗行为有差错，就意味着不但治不了病，还会导致其他新的疾病产生。

哈佛大学的研究人员曾经对纽约各医院的病例进行过详细、严格的分析，结果发现，一年当中因医源性疾病死亡的人数达13000例。另外，加利福尼亚大学和兰德公司曾组织了一个专家组，专门评估医院的医源性死亡问题。大量的调查显示，约有27％的致死原因与不当的医疗服务有关系。这两个数据都表明医源性疾病的问题是比较严重的。

药物的致病问题也随着药物种类的增多而变得越来越复杂、突出。最典型的药物致病案例是1959年的"反应停"事件。这一事件曾被列入"20世纪十大科学错误之一"。"反应停"是一种用于镇静、催眠的药物，也可以用来止吐。当时制药厂为了使药品的销售增多而在宣传时说"反应停"是治疗孕妇妊娠反应最理想的药物，没有任何毒副作用。结果，有很多孕妇都服用了这个药。没想到五年之后，出现了非常恐怖的后果。在当时的西德（联邦德国）、美国、荷兰和日本等国，诞生了 12000 多名形如海豹一样的、胳膊和腿缺损不全的可怜的婴儿。调查这些畸形婴儿的致病原因时才发现，生下"海豹儿"的产妇都服用过"反应停"。

随着时间的流逝，这类事件慢慢地呈现出来。从一些治疗复杂疾病的药物，到一些治疗普通疾病的药物，都越来越多地表现出各种毒副作用。2008 年，美国 FDA（美国食品药物管理局）公布了 20 种危险药物名单，它们是：

1. 盐酸精氨酸注射液（可引起高氯性酸中毒）

2. 地氟烷（易诱发急性心肌梗死）

3. 度洛西汀（会引起尿道痉挛）

4. Etravirine（抗艾滋病新药，会导致关节瘀血）

5. 5 – 氟尿嘧啶霜剂与酮康唑霜剂（有肝毒性不良反应）

6. 肝素钠注射剂（过敏反应和死亡）

7. 艾考糊精（夜间低血糖症状）

8. 依维菌素与华法林（药物不良反应）

9. 优泌林 R（引起糖尿病人夜间低血糖症状）

10. 拉帕替尼（严重肝毒性）

11. 来那度胺（美国已有多人引起致命药物反应）

12. 那他珠（恶性皮肤癌黑色素瘤）

13. 硝酸甘油（可引发头痛、心悸、抑郁等症状）

14. 醋酸奥曲肽（有引起肠梗阻的危险）

15. 盐酸羟氢可待因缓释片（容易用药成瘾）

16. 全氟丙烷微乳化剂（可引发皮内反应）

17. 苯妥因注射液（会导致手部坏死）

18. 喹的平（可引发无力、焦虑、肌痛等症状）

19. 特比夫定（可导致周围神经病变、感觉减退）

20. TNF 肿瘤坏死因子阻滞剂（可增加儿童和青少年发生淋巴瘤和其他恶性肿瘤的风险）

在上面这 20 种危险药品中，有一种药会让我们感到不可思议：其中列在最后的一种药叫"肿瘤坏死因子阻滞剂"，它本来是用来治疗肿瘤的，但随着时间的推移，才发现这种药极易引发青少年的肿瘤疾病。一种本来是治疗肿瘤的药物，反而成了引发肿瘤疾病的原因。可见在服药的时候保持高度警惕有多重要。

在临床治疗中，很多药物并非如我们所想象的那样，以为知道了它的所谓"有效成分"，并且反复做过多种"动物实验""临床实验"及其他"科学实验"就是很安全的。哪怕是一些治疗最常见疾病的普通药物，也可能会存在致命的风险与隐患，比如"PPA"。我想绝大多数人都吃过感冒药，而 PPA（苯丙醇胺）曾经是很多感冒药的主要成分。后来的研究发现，PPA 可以导致某些人的心脏出现问题，甚至猝死。谁也不会想到一场小小的感冒，一个简单的用药，会产生如此严重的后果。

医源性疾病或药源性疾病的后果有时候甚至会超过战争带来的致命危险。2008 年 10 月 20 日的《医药经济报》中有文章称，在过去的 8 年里，美国发生的处方药不良反应平均每年导致 10.6 万人死亡。这一数字相当于在 20 世纪 50 年代朝鲜战争与 60 年代越南战争期间阵亡美军士兵的总和。

在我国，每年因为药物的不良反应住院的人数达到 250 万，死亡人数是 19 万。这个数值只是直接由药物导致严重后果的。实际上，在临床中还有很多药物虽然没有直接导致人的死亡，但由于用药的不慎重，或者忽略了药物的毒副作用，导致患者身体机能下降、生命指征衰退或者抵抗力下降，从而造成间接死亡的数据恐怕还要高很多。所以，不管是医生还是患者，在用药上一定要慎之又慎。

我们服药本来是想治疗疾病的，为什么疾病没有治好，却导致了新的疾病产生呢？原因很简单：对于约 80%甚至更多的疾病，我们并不知道真正的病因，而某些被我们认为知道的"病因"，也并非是真正的病因，或并非是唯一的病因。 而我们临床治疗所针对的，只是疾病的症状或异常的指标而已，这些症状或指标，只是疾病的结果而非病因。 也就是说，我们一边缓解症状与指标，病因一边作用使新的症状与指标继续生成，周而复始。 于是疾病难以痊愈，而药物的毒副作用却日积月累地作用于我们的身体！

持续蔓延的新疫情

> 任何高科技和先进的药物都解决不了因生活方式问题导致的疾病。

一个或许让我们都不愿意相信的事实摆在面前：一些常见病的发病率在逐年上升。 比如糖尿病，1980 年，有关部门曾做过一个普查，糖尿病的发病率是 0.67%，1996 年的统计数据是 3.2%，而 2008 年发病率已经高达 9.7% 了，在 30 年里上升了十多倍。 再比如高血压，1950~1970

年，高血压病患以每年 100 万人的速度在增加；1980～1990年，每年增加的人数达到 300 万人；1991～2002 年，已经以每年 700 万人的速度在增长。现在我国糖尿病患者已经超过了 1 个亿，高血压病患者超过 2 个亿，超重和肥胖的人数超过了 3 个亿。

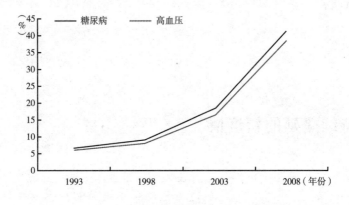

图 1－2　城市居民慢性病患病率

这些疾病意味着什么？目前来看，在导致死亡的疾病中，占比最高的是心脑血管病，而心脑血管病的发病和糖尿病、高血压、肥胖症、高血脂这些疾病密切相关。也就是说，糖尿病、高血压、肥胖症、高血脂人群患心脑血管病的比例远远高于普通人。有数据统计显示，65 岁左右老年人的发病率大概是年轻人的数倍，他们所耗费的医疗资源、医疗费用是年轻人的 3.9 倍。 超过 65 岁的老人，多数都会有两种以上的基础疾病，并发症的危险系数自然会大大增加。 我们可以设想一下，如果一个 50 岁的人得了高血压或者糖尿病，就意味着，在 10～20 年以后，他得心脑血管病和糖尿病并发症的概率要比正常人高得多。 如果现在不采取有效措施来预防高血压、糖尿病等基础疾病，那么 15～20 年以后，心脑血管病的后遗症和糖尿病的并发症，将会井喷式爆发。 当然，我这里并不是在强调把血压与血糖的指标通过服药降到正常就会预防心脑血管病的发生，只是说"三高"与心脑血管病有一定的相关性。 实际上简单的降指标是很难预防心脑血管病的，因为我们并不清楚导致这些指标异常的真正原因是什么。 我们盲目地试图通过降指标来预防心脑血管病是没有什么意义的，必须寻找真正的原因，从源头上解决问题。

这些最常见的疾病泛滥意味着什么呢？ 现代医学认为，这些疾病往往需要终身服药。 这就意味着医疗费用的增长成为必然。 2012 年，我国卫生总费用已占到 GDP 的 5.57%。 从这些直线上升的数据中我们可以看到，医疗费用的过快过猛增长，已经不仅仅是一个医疗问题，也是影响国民经济的重要因素之一。 可见，心脑血管病的后遗症、糖尿病的并发症，不仅影响我们国民的生活质量，还将极大影响到国民经济的整体水平。

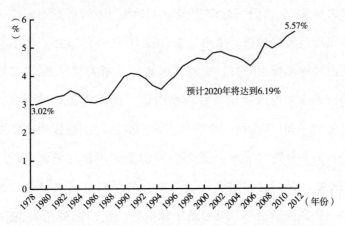

图 1 – 3　1978~2012 年我国卫生总费用占 GDP 的百分比

我们在重复什么

我们一无所知，但我们表现得却是
无所不知。

更值得我们忧虑的是，在临床上，现代医学对很多疾病，既找不到明确的、具体的病因，也找不到特效的治疗方法。这些疾病除了刚才讲的高血压病、糖尿病，还有动脉血管硬化、消化性溃疡、老年慢性支气管炎、骨质疏松，以及神经血管性头疼、哮喘、痛风、腰背疼痛、风湿病、肿瘤，等等。这些病我们都无法找出一个具体的病因，只能针对疾病的症状进行治疗，或者说，只是在针对一些指标进行治疗。严格来讲，这只能对疾病起到一定的缓解作用，最终的治疗效果未必显著。为什么这样说呢？因为治疗疾病的关键是要找对病因，否则，任何治疗都是盲目的。如果仅仅是"对症治疗"，就意味着只是在针对症状、针对结果或针对现象进行治疗。目前我们针对一些检查结果、检查数据和指标所进行的治疗，就是"对症治疗"。因为我们身体的某些症状和各种指标，都是疾病产生的结果而不是原因，针对它们所进行的治疗就有一定的局限性。

在临床上我们最常见的现象就是，很多病一吃药就好，不吃药就又复发了。还有一个值得我们注意的现象就是，一个人在发病以后，从治疗、吃药开始，症状会减轻；但是随着时间的推移，如果将这个月和下个月进行对照，或者用上半年和下半年进行对照，就会发现此人的症

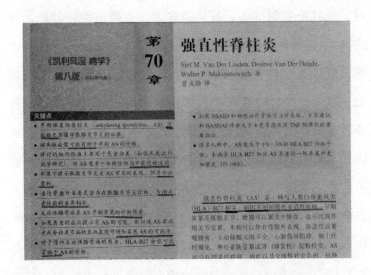

图 1-4 世界权威医学书对风湿病的定义

状在逐渐加重，身体素质在逐渐下降，最终导致的是整个身体的衰弱，甚至死亡。有很多慢性病，像最常见的风湿病、高血压、糖尿病的治疗都需要长期服药，可人们往往忽略了甚至是无奈于药物带来的毒副作用。

那么，到底能不能找到一些更好的办法呢？其实，其中最重要的也是最关键的要素就是我们一定要知道是什么原因导致了这些疾病。然而，现代医学对这个关键要素的了解还是很有限的。美国的科学院院士、医学专家托马斯·刘易斯曾经说过一些值得我们警醒的话："能够成功地做出诊断和说明被看作医学的胜利，我们对真正有用的东西了解甚少。我们曾经繁忙地对疾病进行分析，却无法改变它们的大多数进程。"他还说："表面看来很有学问的医疗专业，实际上却是个十分无知的行当。"这话说得可能有点儿绝对，但反思一下我们的行为及对生命的认识程度，我们不得不承认，他说的话也有道理，是值得我们深入思考和必须面对的现实。

虽然我们的医学貌似发展得很快，现代医学已经从大体层面的研究，发展到了对器官、细胞，甚至是亚细胞层面的研究；医学上的干预也一样，有化学的、物理的、心理的，以及社会的医学干预，还有细胞克隆等；另外，现代科技在临床上的投入非常充足，从 X 线、CT、核磁共振到 PECT 等。医疗方法越来越多，仪器也越来越先进，但结果是什么？我们虽然控制住了一些像营养不良性和传染性疾病的发病率，却又有一些新的疾病在产生，并且产生的速度在逐年加快。例如上面提到的心脑血管病、糖尿病、恶性肿瘤，还有艾滋病，等等，它们比原来的疾病还要可怕，但现代医学对这些疾病仍然无能为力，甚至连有些疾病的发病原因都没有找到。这就迫使我们去思考：现代医学本身是否存在很多问题？那么我们对医学的认识，现行的医学理论和我们所采取的一些治疗方法，到底是不是正确的？

我们以专家的姿态出现，斩钉截铁地告诉病人，必须要用某种方式治疗，必须要吃某种药，这个病一定会导致某些不良病症……而实际上，我们却如一个盲者在评价花朵如何鲜艳，彩霞如何绚丽，而听者亦诚惶诚恐。

既然我们对生命与疾病知之尚浅，那为什么不能告诉病人，这个疾病目前我们仍然不知道病因，目前的治疗手段只能缓解症状，并且还有很多的副作用。

敬畏生命，有时候并非一句空话，它让我们每个医者在面对生命之时，要心怀敬意，有如履薄冰、如临深渊般的惶恐与小心翼翼，而非如法官断案之输赢与判官决人之生死时的笃定与高高在上。当我们知道生命之尊贵后，我们也就会去认真地面对每一个生命。

第二章

科学技术高度发达的背后

先进的医疗检测设备给我们带来了什么

> 仪器永远不会比医生本身的素养和
> 各项综合能力更重要。

在过去我们用眼睛看不到的东西，如今用仪器就能够看到了。通过仪器可以看到内脏里面的形态结构，可以看到身体里非常细微的变化。现代化的仪器对于医学的发展起到了不可低估的作用。按常理来说，随着现代医学科技含量的增加，医疗水平应该是稳步提升的，临床上诊断的准确率和疾病的治愈率也应该越来越高。但是实际情况是这样的吗？不，并且恰恰相反！有关学者在总结分析了大量的临床事实及数据后得出的结论令人大惊失色，因为这些结果显示：相比于20世纪30~50年代，如今在现代科技大量投入的医学领域中，误诊率不但没有下降，反而明显呈上升之势！

伦德伯格（Lundberg）专家列举了临床诊断与尸检诊断的不符合率，数据显示：1938年不符合率为35%；1959

年则上升为39%；1974年达到43%；到1983年居然达到了47%的高值。我国的《中华病理学杂志》中，有一份1989年根据尸检报告得出的结论，20世纪50～80年代的临床诊断和尸检结果不符合率在各年段分别为：28.7%、29.1%、36.7%和32.5%。

当我们有了先进的仪器设备之后，却忽略了原来我们曾经具备的一些能力。现在的许多医生只有借助于现代仪器才能对疾病做出诊断。这种过度相信与依赖现代化医疗设备的心理成了我们诊治疾病的误区。

现在，在临床上无论是病人就诊还是医生诊病，基本形成了一种"常规"：大多数病人就诊时，往往还没有完全述说完病史，医生就已经将化验单开出来放在了病人面前。这种化验单有的是常规性的，如血常规、尿常规、大便常规等，有的则是根据病人口述的症状开的。根本谈不上详细询问病人的病情并分析病史，更不用说对病人进行详细的身体检查了。在化验单的选择上，医生也很少采取有必要、有选择、有特异性的检查项目。这样，当然会遗漏一些对疾病诊断和鉴别诊断具有重要价值的依据，从而造成误诊。或许，如果医生能再耐心地听病人讲述五分钟，便会询问到对疾病诊断有决定性帮助的临床资料，但是很少有医生会真正耐心地听病人讲述。

按照医学上的常理，一切实验室的检查应该是根据临床资料对某些诊断的可能性有所考虑之后，再有针对性地为求得进一步的佐证才进行的。它是常规体检手段的延续和扩展，医疗仪器也可以看成对我们单独的物理手段所不及的一种延续和扩展。而当今临床上却恰恰相反：各项检查不是用来作为帮助我们诊断的一种辅助手段，反而成了诊断疾病的主要依据。这样不仅会影响我们对疾病的判断，更会干扰我们的诊治思路。因此我们万万不能忽视高科技设备给我们带来的负面影响！

一家大型肿瘤专科医院提供的资料证明，近10年的影像学诊断符合率仅为85%，这意味着影像本身的误差就会达到15%左右，这是一个很高的比例。如果我们仅仅依赖于影像设备，100个病人中就会有15个因为设备本身的原因导致误诊！

国外也有越来越多的相关资料显示了医疗设备存在的不足，有学者根据尸检结果发现：超声、核磁共振和CT等影像学检查，诊断正确率为33%，误诊率为9%，其余的58%为"不能做出结论"。也就是说，只有33%的患者的疾病可以直接凭借上述仪器的检查结果得出正确的诊断结论，仪器也会直接误诊9%的患者，其余占58%的大部分患者，仅仅依照上述的检查结果是不能得出诊断结论的，必须依靠医生结合患者的综合情况才能做出判断。这个统计数据说明，如果仅仅靠仪器的检查结果，是不能对疾病做出正确而全面的判断的。我们过度迷信现代化仪器设备或者把仪器作为诊断疾病主要依据的行为显然是错误的！

另外，需要强调的是，即便是33%的患者被给出正确的检查结果，仍然有两个问题摆在我们面前：一是检查结果与病人的疾病或症状之间有没有因果关系？二是这种结果是由什么原因导致的？这两个问题最需要弄明白，它们对于治疗起着决定性作用，但是仪器本身不可能告诉我们。

这种现象不仅让我们对依赖现代化仪器的做法提出质疑，而且提醒我们，仪器仍然代替不了临床医生的基本功和医生对疾病的综合分析判断。从某种意义上说，仪器永远也不可能比医生本身的素养和各项综合能力更重要！有老一辈医学家曾语重心长地说："医师要善于应用各种先进仪器，但是永远不能成为它们的奴隶！"

当仪器代替了思想

> 如果思想之树爬满仪器的藤蔓，它会长出一种可怕的果实——误诊。

从宏观上看，各种现代仪器和检测方法，只是医生感官的延伸，不可能取代医生大脑的思维和临床观察，更不可能取代医生对疾病各种相关因素的判断分析。

疾病深层次的规律不是仪器能够检测出来的。如果我们在临床上，主要凭仪器的结果来判断疾病，就会失去很多真正认识疾病的机会。

有这样一则病例：一位 60 岁的男性病人，患阻塞性黄疸三个月，先后在北京四家大医院反复经各种仪器检查，包括肝扫描、B 超、胃肠造影、胰胆管造影、CT 等，均诊断为胰头癌。住院期间，病人发生消化道大出血，外科会诊认为是胰头癌晚期合并消化道大出血，不能手术。第二天，病人昏迷，神经内科会诊又诊断为胰头癌晚期颅内转移。当日病人死亡。谁知尸体解剖结果大大出乎意料，病人全身没有任何肿瘤，主要所见是在十二指肠后壁有一个溃疡，溃疡穿透至胰腺引起化学性炎症，也就产生了各种影像检查所见到的胰头肿大和结构紊乱的征象，接着胰头水肿压迫胆总管导致阻塞性黄疸。病人发生上消化道大出血，是由溃疡区内一支动脉血管被腐蚀破裂所致，而昏迷等神经系统症状是严重的出血性休克所致。

从上可见，医疗设备的检查结果应用于临床上，不能作为临床上的主要依据，而只能作为一种辅助的医疗手段。因为不同的检查得出的结论都存在着一定的局限性，只有结合患者本身的各种具体情况诊断施治才是正确的做法。

从上面的病例来看，如果能正确诊断，导致病人死亡的直接原因——十二指肠溃疡出血是完全可以通过手术治愈的，但当时所有的医生都对胰头癌的诊断深信不疑，并肯定病变已到晚期，只能采取姑息治疗，谁都不敢越雷池半步。

其间，现代化的检查设备不但没有起到正向作用，反而成了误导医生临床思维的框框，以致医务人员在治疗疾病的过程中错失良机。

良好的思维素养和扎实的基本功，素来被称为医生立业的"双足"。这也是医生从业的一个基本前提。但是随着现代科技设备在临床上的应用，医生临床分析判断疾病的基本功积累却越来越被忽略。在先进仪器设备得到越来越多的应用后，我们医生良好的思维方式及判断分析疾病的能力越来越弱。就像是有了拐棍之后，我们忘记了双足的存在一样！离开设备检测的这根拐棍，有些医生还会走路吗？

近20年来，重学历、重科研、轻临床等现象使医疗队伍存在着严重的"基本功贫血症"。在医院的整体发展上，几乎绝大多数的医院都把主要的精力和资金投在购置大型医疗设备上。这一方面是为了临床的服务需要，另一方面当然是为经济利益考虑。

从另一个角度来看，人们往往会觉得，如果没有做大量的检查而导致误诊，是属于医生的责任；而通过各项仪器设备检查之后，即使得出的结论不经过医生仔细思考或综合判断而导致误诊，也不属于医生的责任。于是，在诊治疾病的过程中，往往是病人一说出症状，各项检测便一拥而上……

还有一个更有意思的现象是，一个医生的临床物理检查再合乎常规，也不会赢得患者的信赖。而仪器设备，尤其是一些先进的仪器一检查，自然会让患者更加信服和"放心"。因为在患者的眼里，仪器的检查是"客观"和"准确"的。而医生的物理诊断，往往是人为的，容易有误差的。

曾有报纸报道过一位大型综合医院院长向记者讲述他们医院的误诊问题。有一位病人在几个科室就诊，居然没有一个医生仔细做一下腹部触诊、叩诊，而是做了大量仪器检查，始终诊断不明。后来一位资深主任查房时，仅凭体查就发现了腹部移动性浊音，再进一步经 B 超检查发现了腹腔大量积液而确诊，从而避免了一例误诊误治。

在 1993 年出版的《哈里逊内科学》中，作者就明确指出："在医学中没有比详细地询问病史和进行体检更为重要的！"但是在临床上，我们往往把疾病简单化、机械化，过多地依赖于各种医疗设备。这也是导致我们医疗水平下降的一个很重要的原因。更何况，很多疾病必须依靠病人的临床表现及医生的体查才能下结论。

这是病人的悲哀，还是医务人员的悲哀？！

打开头颅之后，我们看到了什么

> 生命与非生命，昭示着截然不同的两种规则；我们用冰冷的仪器来测度鲜活的生命，必然会出现很多误差……

如果把辅助检查的结果作为我们临床诊断疾病的主要依据，有时甚至会让医生误诊误治，从而造成危及生命的后果！

在一篇题为"老年人脑梗塞误诊为脑肿瘤的临床分析（附6例报告）"一文中，报道了某医院脑外科在一段时间内以手术证实了六例脑梗塞患者，在 CT 成像上因为酷似脑肿瘤而被误诊进行了手术治疗的事情。

此类医疗事故在同一科室的不长时间内竟会连续发生了六起之多！这至少会让我们认识到：我们不应该成为现代化仪器设备的盲从者。即便是被我们认为相对精确可靠的 CT 之类的辅助检查，也并不像我们想象的那样值得信赖。

其实诸如脑梗塞和脑肿瘤这类相似的疾病，有很多症状和体征是不同的，例如，发病过程、症状表现、病人病史、病人体质，等等。如果临床医生能够耐心细致地详细了解一下患者的发病史，结合病人的各种征象，再综合各种辅助检查等进行具体分析，基本上是可以判断出病人到底是慢性的肿瘤还是急性的脑梗塞病变，也不至于贸然对病人进行开颅手术。

这类病例也在提醒我们，随着辅助诊断技术的发展，一方面大量难以确诊的疾病得以明确诊断，但另一方面，我们也有很多医生过多地依赖于它，从而忽略了对病史的询问和临床上的常规体检，以及在病史、体检和正确理解实验室资料基础上对病情进行全面的分析和判断。这种"盲从"必将导致临床医师对疾病诊治水平的下降。

事实上，当前的临床医生依赖于影像设备诊断疾病几乎成了一种通病！甚至有些医院的管理者都在提倡这样做。对于可做可不做的，甚至不需要做的某些费用较高的辅助检查，也让病人去做。久而久之，各种仪器的使用不仅仅加重了患者的经济负担，也同时代替了医生对于疾病的分析判断。辅助诊断的各种项目指标，成了牵着医生的鼻子的绳索，影响医生判断疾病。

《老年人脑梗塞误诊为脑肿瘤的临床分析（附6例报告）》这篇报道中还值得我们深思的是，并不仅仅是这家医院才会发生这样的误诊事件！事实上，很多医院在临床诊治中都会过分依赖高科技设备致使类似的误诊发生。能够把这种事实进行报道，并且将自己的临床失误公之于众，让大家警惕，这是有良知、有责任感的医务人员能够做出的选择，他们敢于揭自己的"短"！但是，不被我们所知的更多的血淋淋的此类事件，却依然存在着，上演着……

现在，一打开电视，各种广告铺天盖地迎面而来，其中医疗广告占了很大比例。在这些医疗广告中，我们经常会看到一些医院为了招揽患者到自己的医院就诊，宣称"从某某国家进口了某某先进设备"，或者是新增加了"某某先进仪器"。一般还要附加上，此类仪器会对疾病的治疗有多么显著的疗效云云。

看到此类广告后，患者往往感觉这一定会对自己的疾病诊治有很大的帮助，并且会把自己原来诊断不明确或者久治不愈的疾病归咎于仪器设备的不先进。

其实，随着现代科技的进步，各种科技手段应用于医学领域本来是件好事，也是患者的福音。有不少疾病在诊治过程中往往会因为医疗设备的改进而获得转机。但是，仅仅凭借某些先进的医疗设备就一定能提高医疗水平吗？在临床上，任何疾病的诊断与治疗，最重要的仍然是医生。而仪器仅仅是医生手中的一种工具而已。如果某个医院或者某个临床医生离开了仪器就无法诊病治病，那这家医院肯定不是一家值得患者信任的好医院，这个医生也肯定不会是位好医生。

我曾经遇到过这样一个患者，由于某种疾病久治不愈，甚至因为找不出特异性的致病因素而不能确诊，光是CT就在不同的医院做了四遍。为什么呢？因为每一家医院通过仪器检测都找不到他身体有任何形态异常的部位，因而也就无法确诊他所患的疾病。其实我们知道，很多的疾病并不是用仪器设备能看得见、能检测得出的，有不少疾病的致病原因本身就是无法用仪器看得见的！而根据临床经验、判断及综合分析，是可以确诊并提出相应的治疗方案的。

衡量一个医院、一个医生的医疗水平，最重要的仍然是医生本身业务素养的高低等软件因素，而不是看医疗仪器是否先进、如何利用仪器等硬件因素。

从仪器的检查到数据的解读，
每一个环节都可能误诊

仪器检查的过程布满雷区，你不知道自己会踩在哪颗雷上。

仪器设备真的能反映出疾病的客观状态吗？ 不！ 为什么呢？

再精密的仪器相对于疾病本身来说肯定是有误差的。因为它只能反映出疾病一部分而非全部的客观特征。 如仪器本身就存在一定的缺陷，仪器调校过程中难免存在的误差等，这种仪器本身存在的误差所导致的结果，将直接影响医生对目前所显示的检查结果的判断，导致我们不能正确诊断人体所患疾病的真实状态。

仪器在运行过程中，也会受到各种因素的影响，不同状态下的仪器检测出的结果会有所不同。 如心电图仪会受到周围电磁环境等因素的干扰，还有的仪器会受到电压、温度等因素的影响。

有不少仪器操作人员对于所操作的仪器也会缺乏深入

的了解。 如此，医者就不能真正地做出正确的判断。 就脑电图而言，我们很容易把脑电图的伪迹、非特异性异常，甚至某些正常的现象认为是癫痫脑电力的临床表现，而不少临床医生对于脑电图的原理及知识知之不多，不会意识到这些结果很可能是由仪器本身的问题造成的，而只以操作者所提供的结论作为判断疾病的依据，这当然会出现相应的误诊。

仪器是被人操控的，人为的因素有很多是不确定的。 同一架仪器，由不同的人操作可能会有不同程度的差别，仪器操控人员的素质直接影响到了仪器的运行过程及其结果。 如果在操作过程中，操作人员的水平不足，就会直接影响到医生对疾病结果的判断。 而现在，有的医院的仪器操作人员，缺乏必要的医学常识和仪器知识，甚至有些医院中的电生理仪器是由未经过正规培训的护士操作的，甚至有极个别的操作人员连护士资质都不具备，试问这样的人员如何能够适应临床的需要而不发生误诊误导呢？

仪器检查的结果也是由人来判断的。 读取这个结果的人的水平高低仍然会影响到针对检查所下的结论。 即使这部仪器很精密，操作过程也没有任何误差，也可能会在读取结果上产生偏差。就拿 CT 来说吧，脑部的梗塞、脑部组织的局限性水肿、某些脑组织的炎症甚至是恶性肿瘤等，在 CT 的影像上都可以表现为低密度灶。如果不根据病史、疾病的症状及病人的全部病程经历等来分析判断，仅仅凭 CT 呈现的结果是很难确诊的。

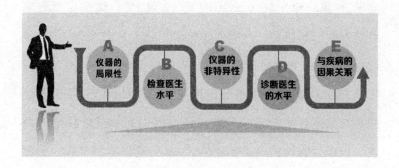

图 2 - 1　仪器检查的局限性

核磁共振的检查结果也是如此。就拿组织出血来说，同一个病人脑部的出血，在其不同的时期，核磁共振的检查结果会显现出迥然不同的信号。而这些不同的信号自然会影响到医生的判断。如果医生不根据患者的基本病情及病史做全面的综合分析，如果不具备一定的临床诊断经验，只凭检查结果就很容易发生误诊。

英国有报道显示："医生阅读胸片的错误率在 20% ～ 40%。同时，在大医院工作的放射学专家对于 56% 的胸片有着不同的解释。他们的放射报告中，有显著误差的占了 41%。即便是第二次阅读同一份胸片也只有 1/3 的错误得到纠正。"

图 2-2 是同一个病人在不同的三家医院所做 B 超检查结果。第一个是病人于 2010 年 12 月 18 日做的，检查结果是双侧卵巢包块，右髂血管旁淋巴结；第二个是 2010 年 12 月 31 日做的，检查结果是，右附件实性占位，子宫左后方结节，右腹壁腹膜结节；第三个是 2011 年 1 月 5 日做的，结果是双侧输卵管积液，也就是说患病部位并没有硬块，仅仅是囊性的积液造成的。单从检查结果来看，大家肯定会认为这是三个病人的检查结果，但实际上，这是同一个病人在前后不足一个月的时间内于三家不同的医院做检查所得出的结果，其中有两家医院都在我国目前最权威医院之列。

仪器操作人员一般不接触并询问病人的病史及发病过程，只凭影像或者化验结果来判断病情在报告单上下结论，也是误诊的一个重要原因。因为影像记录只是人体疾病发展到一定程度，在某一时刻呈现的状态，它根本不能

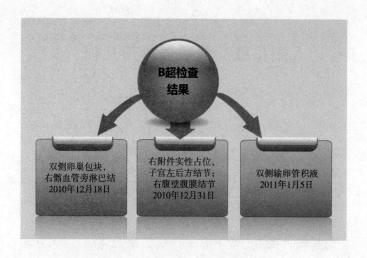

图 2 - 2　同一患者的不同检查结果

代表疾病的全部。 有不少病人患有相同的病却出现了迥然不同的化验或检查结果。 同样，也有不少病人患有不同的疾病却在化验检查时出现了相同的结果。 既然如此，医生如何才能确定一个正确的、能真正为临床诊断提供帮助的结论呢？ 这就需要根据病人的具体情况而定，即对病人的病情进行综合的分析判断，然后再根据检查结果下结论。

那些让人眼花缭乱的数据价值几何

化验的指标永远是我们人体在某一个时刻的暂时状态，不能作为唯一的诊断和治疗依据。

　　前些年，我的门诊上有一个病人来治胃病。治病前，他就说自己的小便里有时会有泡沫，我给他用中药针灸治了一个星期，胃部的症状基本消失了，但小便里的泡沫并没有减少。他提议要去做个小便化验，我认为可行。结果尿蛋白是3个"＋"。当时医生就告诉他，根据他的小便化验单，他得的是很典型的慢性肾小球肾炎，建议患者立即住院，如果不住院的话，后果相当严重。当时他特别紧张，给我打电话的时候，声音都发抖了。根据我的判断，他的症状与体征不像慢性肾小球肾炎，就建议他先别住院，再去做个复查。结果再次化验小便，蛋白就变成阴性的了。医生还是不放心，建议他做个24小时的蛋白定量。结果蛋白数值还是偏高，于是又建议他住院。后来病人就问我："我到底用不用住院？"我问他："你感觉怎么样？"他说："我感觉也没有肾炎的症状，腰痛、疲乏这些症状都没有。"听罢，我便告诉他："你不用紧张，可以再做一个 24 小时的蛋白定量化验。这次你把同一份小便分成两份，分别送到两家医院去化验。"他按照我说的做了，结果发现一家医院的化验结果是阳性的，而另一家的结果是阴性的。

我想借这个案例来提醒大家，当我们拿到化验单的时候，千万不要为这些数据所迷惑。当然，有些数据是客观的，但也有一部分数据存在着很大的误差。我们千万不要认为这些数据一定比我们人的判断更科学、更客观、更精确。

最近，我的门诊来了一个病人，被当地医院诊断为类风湿性关节炎。他来的时候，走路、说话都很好。可是为什么会被诊断为类风湿性关节炎呢？因为他的化验数据结果显示类风湿因子比较高。我详细问了一下，实际上他只是有一根手指疼，当地的医院即诊断为类风湿，并告诉他类风湿这类病现在西医都没办法治，而且这个病发展得会越来越快，关节会变形，最终会影响到他的自理能力。他一听就害怕了，睡不好觉也吃不下饭。病人一个劲儿地问我："我这个病到底能不能好？ 是不是最后要瘫痪？ 很多医院的医生都这么说，我自己在网上也查了，类风湿确实没有办法治。"我明确地告诉他："你本身的问题不大，千万不要有心理负担。 因为诊断类风湿不是光通过几个化验指标就能确诊的，这个指标本身就有很大的局限性。 更重要的是，某些被我们认为与疾病相关的指标本身和类风湿到底有没有直接的因果对应关系都很难说。 否则，为什么有些症状与体征都已经很明显的病人反而化验结果是阴性的呢？ 为什么有些没有类风湿症状的人化验也有可能呈阳性呢？"

我们常常认为医院化验检查的结果很科学、很客观。 其实未必如我们想象的那样真实。 举个例子，病人化验血常规得出的结果真有那么客观吗？ 我们取血的部位换一个指头或者是换到其他部位，化验出来的数值肯定是有变化的。 为什么？ 因为到达不同部位的微循环的血液量是不完全一样的，得出的结论当然也不会完全一样。 另外，血样是随着人体状态的改变而改变的。 如果当天没休息好，或者病人喝酒后再化验，很可能就会产生一些变化。 此外，就算是同一个人，在某一个时刻化验完血常规后，喝一杯热水出去跑一圈回来再次化验，数值也会发生变化。

化验的指标永远是我们人体在某一个时刻的暂时状态，不能作为唯一的诊断和治疗依据。严格来讲，这些检查在医学上只能作为参考，起辅助诊断的作用。如今在大多数医院里，它们不再是辅助诊断，而成为主要的诊断依据，更成为治疗的依据。这种思路和方法显然是有问题的。

所以，大家一定要注意，不要太在意那些检查指标。我们去检查身体，就是从上到下检查一遍，然后由计算机打印出一个表格，表格上呈现的是医疗仪器得出病人"血脂高"的提示。其实人和人的个体差异是很大的，机器化验的结果，不一定完全适合任何人。例如一个长期坐办公室的公务员与一个天天在田里干活的农民如果都有血脂偏高的化验值，那计算机会同样提醒你，注意运动，少吃高脂肪高蛋白食物等。其实，类似的提醒对于前者是有必要的，而后者呢？他天天在田里干活，并且吃的也多是粗粮淡饭，这种提醒就是多余的，因为后者的血脂高很可能与别的因素有关。

人体的很多疾病在发病初期是检查不出来的。那时患者虽然有临床症状，但也只是功能性的障碍，并没有表现出器质性的异常。这时，尽管疾病已经产生了，仪器设备所给出的结果也往往是阴性的。

同样，此处的病不一定就是此处的问题。身体某处有异常的体征出现，有时很可能是有其他原因或者其他部位产生了病变。如果不根据患者的整体状态综合分析，也就无法根据检查结果得出一个正确的结论。就比如一个头痛的病人，其症状可以是感冒引起的，也可以是颈椎病引起的，还可以是睡眠不足引起的。

　　有的疾病是阵发性的，是与气候状态和人体的工作状态、生活状态等密切相关的。如果不处于某种容易诱发疾病的状态，症状就无法表现出来。这时，就是用再精密的仪器也检查不出来。如某些阵发性心动过速的患者，发病往往在很短的一两分钟之内，等到我们想用心电图仪捕捉它时，病人的心率已经完全正常了。

　　某些仪器能检测出来的只是人体的一部分。比如 X 线，它对骨骼系统的检查是有特异性的。如果我们说某个人关节疼，让他去拍 X 片看一下，那些关节处的软组织，如肌肉、肌腱、血管等部位发生的病变就很可能检查不出来。再如我们在检查肩周炎等疾病时，有时病人的症状已经非常明显了，甚至医生用手一摸就能感觉到患者侧肩部有僵硬、肿胀、低温或触痛感，但拍片提示的结果却仍然多是阴性，而这却不能说明"没有疾病"。

而且，还有很多的疾病是我们用现有的仪器根本无法检测出来的。如由于人的情绪问题，精神方面的问题所导致的疾病，如果我们仅凭仪器来判断的话，自然会出现很多失误。

　　人体是一个完整的整体，是不可分割的。人的生理功能是由人体的每一个部分共同协调来完成的。疾病产生的原因除了可能是某个器官组织发生病变外，还可能是各部分之间的协调失常。这些问题也不是仪器设备能检查出来的。因此，如果仅仅以仪器设备的检查结果作为诊断依据的话，会对很多的此类疾病造成误诊或漏诊。

诺贝尔医学和生理学奖颁给了哪些人

> 医学没有办法包治百病，但是医生可以善待百人，情暖百家，抚慰百心，安顿百魂。

　　加拿大医学家威廉·奥斯勒早在若干年前就曾经提醒

过我们："医学科学和医学人文之间正在失去平衡，过分地强调科学，会忽视医学的人性关怀。"面对我们目前医学的现状，回顾一下现行的医学评价体系及其价值趋向，就不难明白威廉·奥斯勒所说的话并非危言耸听。我们从诺贝尔奖的获奖者名单中就可以看出这一点。如果我们把1951～2011年的诺贝尔医学与生理学奖的获奖成果罗列出来，会发现一个规律：几乎所有的医学成果都是在实验室里完成的，而真正从人性化、人文关怀的角度对我们的生命做出过重大贡献的医学家，极少有获诺贝尔奖的。更值得我们深思的是，1979年和2003年的诺贝尔生理学和医学奖获得者，竟然分别是CT技术的发明者和核磁共振医学成像技术的发明者。其实，严格来说，这两项成果，既不是医学的成果，也不应该是生理学的成果，它更应该是物理学或者现代科学中其他学科的成果。

所以说，如果医学界一直强调科学至上，或者技术至上，其必然的结果会是什么呢？如果我们过分地强调技术至上，那么医学在面对很多疾病的时候终将无计可施。因为我们面对的许多人体健康问题，有心理方面的问题，有生活方式的问题，这些仅靠医学技术是无法解决的！另外，医学也必然会遇到技术难以施行的情况。比如我们在心脏上放支架，放在一些有手术适应症的部位可以，但有一些部位是无法放置支架的。而且，支架仅放一个两个可以，但能放十个、一百个吗？因此，我们更应该把眼光盯在"为什么"上，把注意力用在预防疾病上。

过分强调技术至上，还容易导致人性的淡化。我们现在去医院，很多时候病人话没有说完，医生的化验单就摆在面前了，医患间交流的机会非常少。对于很多慢性疾病或疑难疾病而言，现有的医学无法解决。所以，有时候病人去医院不仅仅是去开药，开化验单，可能还想听到医生对他疾病的解读，更想听到医生对他的鼓励、安慰与指导。但如果过分强调技术，这些问题终将被淡化。人性淡漠的医学，必然会产生一些不良的后果，造成医患之间的隔阂甚至激烈的矛盾。

过分强调技术至上还有一个可怕后果，就是容易导致医疗技术在临床诊疗中的误用和滥用。我在门诊遇到过一个病例。该病人在医院住了不到 50 天，却做了 17 次影像检查。在这 17 次检查中，有两次拍的是 X 线片，另外的 14 次是 CT，还有一次是 PET－CT。做这些检查时，医生告知患者及其家属，目的是为了弄清楚病情，但结果呢？做完这 17 次检查之后，疾病到底是什么原因引起的仍然是个未知数。 另外，做如此多不必要的检查，还会给患者的身体带来直接或者潜在的危害。 一个本来就患病的身体在短时间内做 14 次 CT，造成的危害可能会比正常人要大得多。

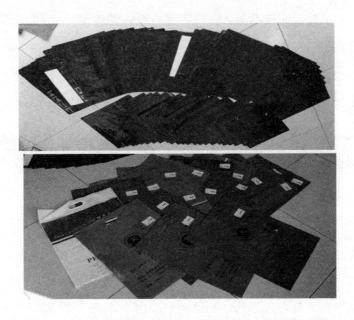

图 2 - 3　一位患者在一次治疗期间所做的所有影像检查

另外，技术至上会导致医疗费用的过快上涨。

病人的人均费用统计共分三个方面——药费、检查治疗费和手术费。 近几年，药费与仪器检查费的增长速度远远大于手术之类所耗的费用。 图 2 - 4 是我国 2002 ~ 2013 年综合医院人均药费统计图，短短十年间，药费翻了一倍。
更触目惊心的是这张《1978～2013 年我国卫生总费用统计
图》。 从 1978 年到 2003 年，我国卫生总费用的增长还算
是比较缓慢的，从 2003 年开始直线上升。 2009 年达到了
17204. 81 亿元，到 2013 年就冲到了 31868. 95 亿元。

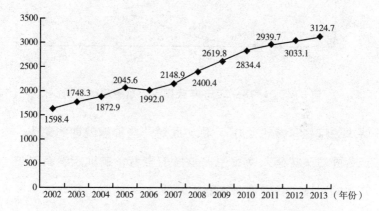

图 2 - 4　2002～2013 年我国综合医院人均医药费统计

可见，我们如果过度关注医疗的技术层面，而忽视人
文关怀的话，不仅会给病人造成不少负面的后果，而且也
会给国家造成非常大的经济损失。 就算我们享受基本的医
疗保障，如果医疗费用照这个速度上升，国家投入再多，
也赶不上医疗费上涨的速度。

既然技术不是万能的，那么医学在面临科学技术无法

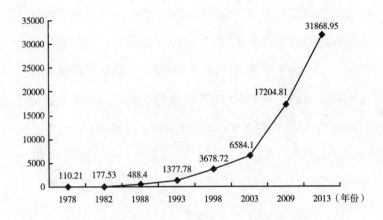

图 2 - 5　1978 ~ 2013 年我国卫生总费用统计图

解决的疾病时该怎么办？ 例如面对一些肿瘤晚期的病人，或者面对某些病入膏肓生命垂危的患者，在确定没有治愈方法的时候，我们绝对不能听之任之。 这时，医学的另一面就体现出来了，即对病人的人文关怀。 有了这种针对人性的关怀，病人即便知道病情已无药可救，也会感觉到人间的温暖。 所以说，医学没有办法包治百病，但是医生可以善待百人，情暖百家，抚慰百心，安顿百魂。

第三章

我们走入了怎样的误区

分科过细并不等于诊断更加精确

> 分科过细并不等于诊断更加精确，
> 它反而会阻碍我们寻找真正的
> 病因。

几年前看到央视的一则报道：一心脏病患者，同时伴有精神障碍。入院后，两个科室各持己见，相互推诿，都认为病人不属于自己科室而拒绝接收该病人，如此行事险些危及病人的生命！

随着医院的分科越来越细，这种事情屡见不鲜。

从物理诊断到 X 线、CT、核磁共振……越来越高级的科技设备让患者越来越目不暇接……

从形体解剖到细胞学的研究，再到生理生化的研究，慢慢地，我们已经走进了分了医学时代，研究的目标也越来越精微……

从大内科、大外科开始，医学科目逐渐演化为胸内、普内、神经、心内、肾内、耳科、鼻科，等等。而就小的耳科而言，就出现了专门研究内耳某个部位的专家……

目标越来越专，越来越精，越来越细。琳琅满目的大科室、小科室，让病痛中的患者怎一个"晕"字了得！

医学在高、精、尖方向上的极致发展，仿佛一跃九霄，而脚下登高的梯子却越来越悬，越来越不踏实……

但是从一般系统论的角度看，分科越来越精细，必然会背离人体的整体规律。我们分科的原因之一是认为在疾病的研究当中，只要研究清楚身体中每个部位的疾病，就会了解人体整体的情况。实际上，这是个错误的想法。因为一个系统的整体永远大于各部分之和。分割开来研究人体，必然会忽视很多只有在整体中才能体现出来的规律。

人体本身是一个整体。人体的任何一个器官，是不可能单独完成其功能的。化整为零，便失去了生命的意义。任何器官的功能都必须通过人体这个整体的协调运作方能得以实现。再健康的一颗心脏独立于人体外也不可能单独跳动；再智慧的一个头脑，离开了人体，也变得丝毫没有意义。人体的各个部分之间是良好的合作伙伴，它们相互联系、相互制约、相互配合，密不可分。如不能协调合作，人就会生病。正如一支足球队，每个球员都很棒，但仍然会输球。 因为成员间的相互配合才是赢球的关键。

分科越来越细，实际上是对人体的一种分裂式研究，必然会导致人体研究离实际的人体及其疾病的真实情况越来越远！ 这就如一棵大树的分枝一样，越到末端，离这棵树的本来面目越远，也就越脆弱。 这种舍本取末的认识人体的做法，无疑会如盲人摸象一样，很难了解全面。

在三国时期，有个家喻户晓的名医华佗。 《三国志·魏书·方技传》里讲了华佗治疗感冒的案例：

府吏倪寻、李延共止，俱头痛身热，所苦正同。 佗曰："寻当下之，延当发汗。"或难其异，佗曰："寻内实，延外实，故治之宜殊。"即各与药，明旦并起。

这段话的意思就是当时有两个小吏，一个叫倪寻，一个叫李延，他们同时找华佗来看病，症状都是头疼、发热。 华佗给他俩看完病以后，说倪寻应该用泄法去治疗，李延应该用发汗的办法治疗。 虽然这二人症状相同，他却用了不同的方法。 他认为倪寻是内实，而李延是外实。第二天一早，两人都痊愈了。

这个案例起码说明这样几个问题：

第一，同样是头疼，它的原因不一定是一样的，病根儿也不一定在头上。 外实和内实，都可以导致头疼。

第二，看上去大致相同的疾病，可能是由于完全不同的原因引起的。

第三，人体是一个完整的整体，我们如果是把它分割开来研究的话，就往往会误诊、误治。看上去毫不相干的某些组织或器官，可能会相互影响，甚至会形成新的疾病，这一点很重要。人体很多功能的完成，不仅仅是各个器官、各种组织正常就行了，还要求它们之间的相互协调也要正常。如果两个器官的功能相差太大，一个过强、一个过弱，它们之间的相互协调就容易产生问题，这也是导致疾病产生的一个很重要的原因。

回头再看上面提出的那个疑问，分科过细是不是可以使我们对疾病的治疗更精确？不是！分科细致，确实能够解决某些专科本身的问题，和不分科相比，研究可能更专业、更明确，但是也会由此衍生出很多其他新的问题。这个情况在临床上遇到的太多了，比如慢性鼻炎，如果我们只针对鼻子去治疗，真的有用吗？很多病人十几年甚至几十年间都在受慢性鼻炎的困扰，只针对鼻子治疗总治不好。我在门诊上发现很多有慢性鼻炎的病人，只要天气一降温马上就会出现症状或症状加重，有的病人一旦针对鼻子用药立刻就能缓解，而停止用药后鼻子就又堵上了。那么，慢性鼻炎真的只是鼻子的问题吗？ 肯定没那么简单。它和中医里讲的"肺"有密切的关系，属于肺经的问题。也就是说，只要是各种因素影响到肺经这条经络线都可能导致慢性鼻炎，其中风寒就是一个非常重要的因素。 这说明不仅人体本身是一个整体，人和自然也是一个整体。 所以说分科越来越细，只能导致你会越来越多地漏掉致病的因素，最终只有一个结果——病总治不好。

分科过细还会错过很多治愈疾病的机会，我在临床上也遇到过类似的一些案例。 例如，我曾经治疗过一些耳聋的患者，其中有三个病例我觉得很有借鉴意义。 他们虽然症状都是耳聋，但是导致耳聋的原因完全不一样。

第一个病人是唐山人，36 岁，一年前有突发性耳聋病史，病情在一个星期内加重。 这个人经常酗酒，爱发脾气。 他此次发作的诱因是喝了一场酒，人很疲惫，加上因事突然生气，就听不见了。

第二个病人是个 30 岁的女教师，右耳突发性耳聋。 这个病人平常身体特别弱，气短，讲一堂课就累得说不出话来了，经常全身疲乏，眼花，胸闷，头晕，食欲也不好。

还有一个是 19 岁的女学生，右耳突然听不见了，同时伴有如头疼、咳嗽、脖子僵硬、咽喉部胀疼、耳朵有堵塞感这样一些症状。

　　这三个病人虽然同样是耳聋，但他们的体质与病因完全不同。第一个是肝肾阴虚。他的生活不规律，经常喝酒，脾气大，导致肝阳上亢。他的突发性耳聋就是这样造成的。这个病人要靠滋阴潜阳，再加以针灸疏导，慢慢地就能听到了。但是我告诉他，好了以后再也不能喝酒了。结果，这个病人在病好了一年多以后，又开始喝酒，乱发脾气，后来又听不见了。那个老师是什么状况呢？她是非常典型的气血虚，中气不足，所以到达脑部和耳朵的血液循环就会很差、很弱。使用补中益气汤加减以后，再给她施以针灸，同时服用补中益气丸，一周时间内，她不但听力逐渐恢复了，而且说话底气也足了。而那个19岁的女学生呢是风寒导致颈部肌肉紧张度增高，耳部的血液循环发生障碍，致使耳部充血。她的耳聋跟风寒有关，治疗当天症状就减轻了，两三天以后病人就完全好了。

　　我之所以会面对同一种疾病采取三种不同的治疗方式是因为我把人看成一个整体。而病人的耳朵就是在人这个整体里面的。人和自然也是一个整体，人是生活在自然状态下的。如果仅仅是就病治病，肯定是治不好的。

　　所以我认为分科过细，虽然有它有利的一面，但从更多的角度看，亦有不利的方面，甚至不利的方面更多。现代科学有"老三论"和"新三论"之分。"老三论"中有一个"系统论"，它提出一个理论，认为"整体大于部分之和"。

怎么理解这个观念呢？举个简单的例子，一个人在讲话的同时，他的手能配合讲话做动作，但如果没有大脑的指挥，没有肌肉和其他系统的参与，光靠手是完不成这个动作的。它必须是身体中多个器官多种组织共同协调才能完成，这就是"整体大于部分之和"。人体的所有功能，几乎都需要多器官、多细胞的配合。就如同电视台的团队一样，节目的录制没有导播不行，没有摄像师不行，没有灯光师也不行，离了哪一个环节都会出问题。我们说人的大脑非常重要，问题是离开身体的大脑，还有用吗？所以，再重要的器官，也必须在整体里才能发挥作用。从这个意义上来讲，分科过细特别容易导致我们在诊治疾病时考虑不周全。

疾病的形成和诊断，也都符合这个规律。有很多疾病都是多因素造成的，如多个器官功能失调等。不是说一旦我们生病，就只有仪器能看得见、看得清、可量化的，甚至认为可重复验证的诊断才是科学的。什么是真正的科学诊断？就是能够既把所有和我们的生命、疾病相关的因素都考虑在内，又把现在、过去和以后的发生、发展过程考虑在内，也就是把空间结构和时间结构全部囊括了，才能对疾病真正有一个客观的认识，也才算是比较科学的诊断，这种诊断是宏观的、动态的。

如今，我们迷信的所谓的可重复、可量化的医学，只是停留在一个简单的、机械化的初级科学层面。如果我们站得更高一些，用系统论、信息论、结构论、控制论、突变论等现代科学新理论来审视，就会明显感觉到它是比较幼稚的。例如我们常说的"可重复"，它很可能对于一些无生命的系统或简单的系统进行研究时有一定的适应性，但在生命与疾病的研究中它仍然是科学的吗？严格来说，它是很不科学的。为什么？因为生命过程与疾病过程本身就是不可重复的。一个人从出生到死亡，每一个环节都是不可重复的。就像古希腊哲学家赫拉克利特所说的："一个人不可能两次踏入同一条河流。"因为河水在流动，时间在推移。疾病也一样，检查时看到的疾病，和治疗中疾病的发展很可能是有出入的。那么在疾病的发生、发展的过程中，我们用同样的一个治疗方案或治疗措施，何以见得是科学的呢？我们显然忽略了"人是动态的，疾病也是动态的"这个事实。

什么是真正的病因

很多医生最喜欢把看得见的、能检查出来的、能被具象化的东西作为病因，而忽略了看不见的。

15 年前，我曾遇到过一个病人，头疼了二十多年，到各大医院都去看过，脑电图、CT、核磁共振都做过，中药、西药吃了不少，最后都没有效果。所有的医生都告诉他是脑萎缩引起的头疼，因为在 CT 或者 B 超上，影像明显显示他的大脑有萎缩的迹象。医生告诉他，脑萎缩问题如果解决不了，他的头疼不可能好。所以在治疗的时候，就只能对症治疗，给病人开一些止痛的和营养神经的药物，叫他长期吃。但病人的头痛一直没有治好，反而越来越重了。这个病人后来通过某种机缘找到了我。

我先详细地询问了他的病史，又看了他原来的一些诊断结果和治疗方案，问他做过哪些治疗，当时开了哪些中药。然后我给他做了个身体检查。在检查过程中我注意到一个细节，就是这个病人颈部的肌肉紧张度特别高，颈部后面和两侧的肌肉已经有纤维化的迹象了，就像橡皮筋老化了似的。后来我就问他："在你头疼之前，是不是脖子和后背也感觉难受？"这个病人回答："对，一直就这样，在头疼病之前就有这种情况。"我又问他："有人给你从颈椎的角度治疗过吗？"他说："我是有颈椎病，但是因为头疼我顾不上颈椎。"我说："你的头疼很可能就是颈椎导致的。"病人说："不可能，我做的 CT、核磁共振都说能看出大脑明显萎缩，很多医院的专家都这么说的。"我说："这样吧！我给你治疗一段时间，如果我没判断错的话，一个礼拜就会见效。"

后来我就给他针灸，加上点按颈部的一些特定的穴位，当时他的头疼就有所缓解，感觉大脑思维变得清晰了。我告诉他，这样治三四天以后，症状应该会明显减轻，一个礼拜之内就会有更大的改善。病人当时半信半疑，治到第三天的时候，他基本就感觉不到疼了，晚上也能睡得很好。在此之前他每天都要吃止痛药。普通的止痛药根本不管用，要一把一把地吃，疼得厉害的时候都想用头撞墙。我给他治疗以后，再也没有那么剧烈地疼过。

后来我就给病人解释，我之所以能治好他的病，是因为弄明白了什么是真正的病因，也知道脑萎缩和头疼及真正病因之间是什么样的关系。我判断他是因为大脑缺氧、缺血导致的头疼，那么是什么原因导致大脑缺氧、缺血呢？血液是通过我们的颈部抵达大脑的，如果颈部这个交通要道的肌肉紧张度增高，就会产生对神经和血管的压迫，导致给脑部供血的通道发生障碍，大脑必然会缺血、缺氧，而大脑缺氧的一个最直接的结果就是头疼，接下来会影响到大脑的一系列的指标和功能，例如记忆力下降、睡眠障碍等。我就从改善他颈部肌肉的紧张度入手治疗，脑部供血的障碍一旦解除了，大脑供血也就得到了改善，头疼症状自然就会减轻，甚至消失。

那么脑萎缩会不会导致头疼呢？实际上通过这个病例，我们可以发现一个问题，脑萎缩其实只是疾病的一个结果，而不是原因。为什么这么说呢？因为我们大脑的任何一个细胞都需要营养供应，我们颈部的肌肉紧张度高，压迫到脑供血的血管以后，血液到达脑细胞的营养就被阻断了，大脑的脑细胞由于长期缺血、缺氧，当然会慢慢地萎缩。也就是说，脑萎缩和头疼不是因果关系，而是并列的结果，是由同一个原因——颈部肌肉僵硬导致的。当我们认识到这个原理以后，再来对症治疗，就有的放矢了。所以，找对了病因就相当于治疗已经成功了一大半，而寻找病因的关键，需要医生有正确的思想做指导而不是靠简单的医学知识与仪器检查。

其实有很多疑难病的主要问题是在一个"疑"字上，"疑"解决了，"难"也就不存在了。就像我刚才讲的病人，一旦把机理搞清楚了，知道了导致疾病的真正原因，下一步就是针对病因来进行治疗的问题了。可能有人与这位病人有同样的疑惑，这个脑萎缩能不能改善？因为这个病人还不到50岁，我明确地告诉他肯定能改善。当到达颈部的血液循环改善了以后，输送给脑细胞的营养也就增加了，随着营养的充足，大脑萎缩肯定会慢慢得到改善。对于这个病人的病症，我的治疗的方案是：第一，疏通经络，使颈部的肌肉紧张度缓解，让脑部供血的通道畅行无阻；第二，用一些补气、养血、补肾的药。中医理论认为肾主骨、生髓，大脑和肾的关系非常密切，从这个角度来诊治，增加脑营养，再改善这些症状，病人的病情一定会改善。找对了这些规律，那么疗效就只是时间的问题了。

当然病人不可能立刻痊愈，而是随着时间的推移，营养充足了以后，脑细胞的代谢会逐渐得到改善，很多指标会逐步趋于正常。但是，这里还有一些需要特别强调的问题，就是在日常生活当中病人要注意的一些事项：第一，就是颈椎部位的保护，不要天天一动不动地看电视，伏案工作的时间不能太长；第二，要注意别受寒，颈部一受寒，肌肉紧张度就会增高；第三，就是鼓励病人多锻炼，靠锻炼保持良好的肌肉弹性。后来这个病人越来越好，但大约在半年以后，又剧烈地疼了一次。原因就是在一次降温的时候，他穿的衣服太少，受寒了。在这之后随访了几年，患者已经基本没有什么问题了。

从这个案例中我们可以看出来，就算仪器检查的结果再正确，能反馈给我们的也只是疾病的结果。而究竟是什么原因导致的结果，就需要医生与病人共同分析了。所以，仪器检查的结果不一定能作为我们临床诊断和治疗的依据。临床诊断必须根据检查结果找出原因，重新判断、重新定位病因，千万不能被结果所迷惑。比如，我们认识不到脑萎缩和头疼是什么原因导致的，就认识不到颈部的供血障碍问题，那么即便是给患者用一些营养神经的药、营养大脑的约，补充的营养也肯定到达不了大脑，因为它的通道是有障碍的。能采取的方式只有镇痛，但镇痛药吃的时间长了，会产生很多问题。比如耐药性的问题，患者一开始吃两片，逐渐加量，后来到了成把成把地吃；还有一个就是药物的副作用问题，这个病人的胃很差，就和长期大量吃镇痛药有直接关系。

现在的医学，最需要的不光是知识，还要有思想，我们一定要当有思想的好医生。

同时吃30种药的病人

不知从什么时候起，"吃药"成了治病的代名词，中医大夫也大多只是开方抓药。其实，这两者之间完全不能画等号。

每个人都有去医院看病的经历。到了医院，医生诊病开药，病人交钱买药，已成惯例。但为什么我们面对的药物越来越多，却仍无法解决病症呢？这是值得我们认真思考的问题。我们是不是应该反思一下，我们吃了那么多的药，为什么有很多疾病会越治越复杂了呢？治病真的必须要吃药吗?

还是先从一些最常见的病例说起。哈佛大学的研究人员曾经设计了一个模拟病例,并分别向 500 名医生咨询诊断结果和治疗方案。模拟病例显示:一位病人胃痛,是锐痛,不是阵痛,进食以后就会缓解,经检查,没有胃溃疡。于是,研究人员咨询这 500 名医生,接下来需要给病人做哪些检查和治疗。结果有 1/3 以上的医生,既不问病史,也不问原因,就给这个病人开了一些雷尼替丁或者是西咪替丁之类的药。这样的治疗对不对呢?还是我前面提到的,我们只有充分了解病人的具体情况,才能知道病人是否需要服用这类药。

这个病人的具体情况是:看病前他每天要服 8 片阿司匹林,喝 5 杯咖啡,抽两盒烟,还嗜酒。这是他日常生活的一些细节。另外,还有一个问题很容易被医生忽略,就是两个月前,他的一个孩子死于车祸。我们回过头来看他的病因。阿司匹林可以直接对胃肠造成损害,还有咖啡因、尼古丁、酒精等影响因素,对消化系统的刺激和危害都非常大。另外,情绪起伏过大也会导致胃肠功能的紊乱。当我们了解了这个病人的生活情况,就不难做出诊断——这个病人的胃痛,很可能是这些因素导致的。我们只有详细询问病人的病史，才能够得到所有可能导致消化系统疾病产生的信息。这时，我们首先要做的是让病人改变这些不良的习惯。例如，阿司匹林能不能用别的药代替或者停止服用？咖啡能不能减到每天一杯或者不喝？烟、酒能不能戒掉？在病人做到这些之后，再看他的症状有没有缓解。第二，两个月前，这个病人的孩子死于车祸，应该让心理医生给他做一些心理疏导或者想别的办法让他摆脱不良情绪的影响。我想任何一个有丰富临床经验的医生，都会这么处理。相反，如果这个病人的胃痛确实是由上述原因引起的，但是我们不针对这些病因采取措施进行干预，反而给他服药，他的病肯定治不好。原因很简单，导致他的疾病产生的原因并没有去除，光给他吃药是没有用的。而且服用药物还会导致对身体其他脏器的伤害。

我之前遇到过一个病人，他服用了将近30种药。来我这里治病时，他的症状很严重，已经没有办法自己上楼，一定要有人扶着才行。晚上也睡不好，头痛，没有食欲，还会胸闷、气喘、心慌。最开始时，这位病人是吃降压的药、降血脂的药、降血糖的药，吃了药以后导致睡眠质量不好，所以就开始吃镇静的药，然后吃得胃不舒服了，又开始服用治胃的药。如此这般，一系列的问题便接踵而至。

其实，有很多导致胃部不适的原因与药的副作用相关。头痛、腰腿疼、腿部水肿和肌肉的酸痛也和药的副作用有关。药的副作用在说明书上阐述得已经很清楚了，但病人吃药的时候往往不去看，总认为凡是药物都能给自己带来好处，都能治愈疾病。实际上，没有针对病因的任何用药都存在很大的风险，如果有些病的指标不是很高，病症不是很严重的话，吃降指标药的坏处是大于益处的。举个关于降血脂药的例子。从理论上讲血脂的代谢和肝功能是相关的。当我们的肝脏因为我们经常性的饮食不规律、生活方式不当而出现了紊乱后，血脂的代谢是肯定会受影响的。这样的话，血液里的指标会不降反升。但是，我们在吃降血脂的药物时，所造成的一个非常重要的副作用就是对肝脏的损伤。所以医生会告诉我们，吃这种药的时候要经常复查一下肝功。

究竟是什么原因导致血脂升高，我们现在并没有完全弄清楚。而肝脏和血脂的代谢是密切相关的。我们为了降指标而用约物损伤肝脏的做法实在不妥。《颠覆医疗——大数据时代的个人健康革命》一书的作者埃里克·托普曾在著名的克利夫兰医学中心做了 14 年的心血管科主任，他在书中披露，服用立普妥降血脂，受益人数只占

2%。 由此看来药物的好处是有限的，而它们的副作用也是不容小觑的。 不明原因地只针对指标的用药，会导致我们在用药的过程中，身体越来越容易出问题。

所以，我们在服药前应权衡药物的利弊。 很多的疾病在不知道病因的情况下，只是用药去控制症状，好处是不大的。 最好的治疗是知道了病因后，从源头上解决问题。

这些最常见的治病思路对吗

> 诊病时，仪器设备是我们的拐棍；治病时，用药物来消除相应的症状；再复发，再消除，犹如季节的轮回……

只针对结果的治疗

医生与疾病，就像是处于同一起跑线上的两个选手，总是相互之间实力相当。医生所能医治的，仅仅是疾病的症状而已。当症状被药物掩盖之后，我们便稍事喘息。但我们心里很清楚，它会重新再来。因此，疾病与治疗之间总是处于一种彼此交互上升的过程。疾病每发作一次，就会比原来更复杂一些，而药物，常常会随着时间的推移而加量或者调换成比原来作用更强的药物。这种交互上升的结果，对人体越来越不利。

实际上，我们从治疗一开始，始终没有弄清楚疾病的原因，我们所针对的只是疾病的症状或结果而已。症状与结果是可以看得见的，但导致和影响症状的原因是隐藏在深层不被看见的。如对肿瘤的治疗，肿瘤长出后将其切割掉，再长再割，或者采取化疗的办法将其杀灭。究竟是什么原因导致的肿瘤，我们却并不清楚。其他多数疾病的治疗，也同样在重复这个原则。对神经血管性头痛的患者，头痛发作时，给予镇痛的药物服用，或者是从理论上给一点营养神经的药物，服后症状多会缓解，但是药效一过，头痛仍旧会复发，再开始新一轮的循坏。

这些疾病是什么原因导致的呢？我们也并不知晓，只是针对着症状，一次次演示着简单重复性的循环。病因与病症，正如一株植物根与叶的关系，表面症状如叶子一样表露在我们面前，根却在看不见的地方存在着。有时候我们所做的，就是把它的叶子割掉，而根仍然扎根在地下。这种治疗的方法，与菜农割韭菜没有什么分别。只不过，农夫是有意识地保留地下的根，为的是让韭菜再度生长，而我们是看不见地下的根，只能长出来就割。

这种治疗方法，在临床上随处可见。如疼痛出现后我们止痛，发烧后我们降温，血压升高了我们就降压，血糖高我们就降血糖，腹泻了我们止泻，便秘了我们导泻，等等。就高血压病来说，吃降压药只能起到暂时性的缓解作用，随着治疗时间的延长，药物对于胃肠、肝肾及精神系统会有一定的损害，由此可以导致很多不良的后果。并且随着疾病的延续，心血管系统也会发生一定的变化。而导致这一切的根源，正是我们没有弄清楚究竟是什么原因导致了血压的升高。

如果我们治疗疾病时只是盯着疾病的结果，或者只是盯着疾病作用到某种程度时的一个片断，就很难把握住疾病的真正规律。这也是我们在临床上看到疾病经常反复发作的一个重要原因。

对立的治疗思路

对立的治疗思路，在临床上也是常见的。其主要特征是将任何疾病，包括疾病的症状、患病的器官、疾病的体征、病原体等，都当成了我们的敌对一方。

例如对于感染性疾病的治疗，医生总是把注意力集中到有病部位的细菌上，采取一种相互对抗的方法。我们的思路，往往是直线式的：感染部位有细菌，疾病便是由细菌导致的；有细菌，就必须用抗生素来杀死它们；当细菌消灭后，我们的疾病也会被治愈。

但是这个简单的思路并不像我们认为的那么正确。

细菌在此繁殖就能说明疾病就是细菌导致的吗？如果细菌并不是原发性的因素，而是在其他疾病已经存在的基础上才出现的呢？如果属于这种情况，我们仍然对着细菌治疗，自然会忽略了疾病的原有病因，治疗效果自然不会好。

而且我们与细菌正面对抗的结果，就像敌对双方没完没了的军备竞赛一样，总会使得抗生素与细菌都在逐渐升级。甚至可以这样认为，现在有那么多的抗生素对细菌无能为力，有那么多细菌的耐药性越来越强，并不是细菌的错，而是我们滥用抗生素培养的结果。

实际上，从细菌与抗生素这个角度来说，我们总是在一方面培养耐药性更强的细菌，然后再继续找出一种更强有力的抗生素来杀灭它，如此反复。最终的结果是，细菌与抗生素的能量都在逐渐上升，对人体的破坏力都在逐渐增强。而我们人体才是最大的受害者！

有细菌的存在就一定非要用抗生素和它进行正面的交锋吗？其实，我们如果采取改善人体局部的内在环境，从而破坏细菌过度生存繁殖的环境的方法，也仍然能让细菌销声匿迹。并且，这种做法往往是以改善人体的状态为前提的，对人体并没有任何破坏作用，并且也会对细菌起到消灭或者抑制作用。

总之，相互对抗性的治疗，不是唯一的方法，更不是治疗疾病的正确方法。

替代性的治疗思路

替代性的治疗思路在临床上也是比较常见的。如针对一些激素分泌过低的疾病采取替代性疗法。这种疗法表面上看会改善疾病的症状，对于缓解疾病起到一定的作用，然而实际上，从更深的层次考虑，对人体也是有一定危害的。

　如对常见的甲状腺功能低下与糖尿病的治疗：我们知道，器官分泌激素的水平代表着器官功能的正常与否，如果一个器官的功能正常，那么它分泌激素的水平也一定是正常的，而当它出现代谢障碍后，其分泌功能自然也会受到影响。 糖尿病的诸多病因中有一条就是胰腺分泌胰岛素的水平下降导致了疾病的发生。 为治疗胰岛素分泌不足，临床上我们常用替代疗法，即体外注射胰岛素。 这种疗法显然会让血糖迅速降到我们要求达到的水平，但是胰腺之所以不能正常分泌胰岛素，是由于胰腺中胰岛部位的代谢发生了障碍。 我们注射胰岛素的目的，无非是用外来的药物代替胰腺的分泌功能。 这不是根本性的治疗，因为这种疗法仍然没有改善胰腺组织本身的状态。

　这种疗法还会有一个后续的问题随之产生，就是胰腺的逐渐萎缩。 在人体中，任何一个器官，任何一种组织，都存在一个基本的规律，即用进废退。 而内脏的器官也是如此。 对于分泌胰岛素相对较弱的胰腺组织来说，我们要做的是恢复胰腺部位的微循环，只有这样才能使胰腺中分泌胰岛素的细胞不断地新陈代谢，病人才可能真正被治愈。

因此，这种仅仅注射胰岛素的治疗方法在帮助人体血糖功能代谢的同时，也从实质上影响了胰腺本身的运行。

在临床上类似的替代疗法还有很多，如口服甲状腺素，口服或静注肾上腺皮质激素类的药物等。如果我们不解决内分泌系统出现的问题，而只是补充激素本身的数量，虽然可以暂时解决一些症状，但也会有很多后续问题产生。

对症论治和循因治疗的思路

> 针对指标的对症治疗是不可靠的，而辨证施治只是相对高级的对症治疗，疾病治愈的关键和根本在于循因治疗。

为什么有些疾病被认为治愈以后又复发了？为什么在治疗的时候症状反反复复，跟割韭菜似的？为什么有些疾病刚吃完药后好转，停药后马上反弹？还有一些疾病是在治疗过程中因为药物的副作用而又导致了其他的损害。这是因为，医生的治疗水平是有层次差异的，那么我们所经历的治疗属于哪个层面呢？

首先，我们最常见的治疗就是以化验检查结果为依据来进行的，这是针对指标和数据的治疗。这种治疗方法针对的往往是疾病的结果，而且这样针对指标所运用的药物容易损伤我们的内脏。例如，高血压病的降压治疗，高血脂症的降血脂治疗，糖尿病的降血糖治疗，我们被告知需要终身服药。至于它们能带来多少好处，我们没有人去关注，好像我们治疗的所有目的都是为了降低指标，这是非常错误的。实际上指标仅仅是我们生理机能的一个表现，或者说是疾病的一个结果。任何检查化验的指标，只是我们身体状态的一种表现，就如我们照镜子时镜子里面出现的一个影像而已。

另外，我们常见的治疗就是根据症状来进行的，或者中医上叫辨证治疗。这类治疗多数是在疾病还没有发展到器质性阶段、指标还没有明显改变的时候就已经开始的。我们常认为辨证治疗是中医学的精华，那么它究竟是不是中医的精华呢？严格地讲，它只是中医治疗学的精华，或者从广义上看它只是中医学的精华之一，因为中医学不仅仅是治疗疾病的学问，它更重要的是防病与强身。 这也就是我们平时常听到的所谓"上医治未病"，即最好的医生应该是在疾病发生之前就已经开始注意调整身体了。 如果我们只是在对症治疗的层面上辨证论治，那就滞后了。

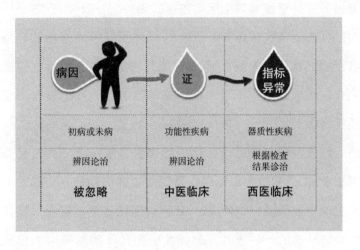

图 3 - 1 辨因论治模式与目前医学模式的区别

那么最好的治疗应该是什么呢？ 宏观上看，任何疾病都是病因作用到人的身体所产生的。 那么我们在治疗的时候，更应该关注的是两点：一是作用到身体的病因是什么？二是我们的身体是不是存在着产生疾病的土壤？ 如果这两点我们都觉察到了，并且提前预防了，那么疾病必然就会被消灭于萌芽之中，或者根本就不可能有疾病产生。 这样的治疗，病人付出的代价最小，最安全。因此，这些年我分析疾病的产生、发展、治疗过程之后，吸取了大量案例的经验与教训，在临床上总结出一套"循因论治"模式。这里的"循因"正是针对病因与病人身体结构的。人的体质是内因，而病因作用是外因，如果我们在治疗时建立一个对因治疗模式，寻找病因并根据人的体质结构进行培补，循因和治本相结合，那么不仅没有什么副作用，而且可以把疾病从根源上解除，同时身体素质可以随着治疗的深入有所提升，这样的治疗才是解决问题的根本办法。

治疗时，我们忘记了病人的存在

> 很多治疗总是因循一种固定的模式，仿佛观音菩萨净瓶中的圣水，对着众人随意挥洒几滴，管你得的什么病，一律水到病除！

窦材《扁鹊心书》一书中有这样一个病案：病人咳

嗽、盗汗、发热、困倦、减食、四肢逆冷，经各种止咳治疗均无效。后被窦材诊为肾气虚，服补肾药物并用针灸方法治愈。

一般情况下，咳病多从肺上考虑。但中医理论认为，人是一个整体，肺与肾的关系尤其重要。由肺及肾，相互影响。肾气虚也可能影响到肺经的气血运行，导致咳嗽。如果不从人体上考虑，而一味地从外部找原因，此类疾病往往很难治愈。临床上常有不少患者咳嗽数周甚至数月不愈，原因在于没有从身体上找病因，而是把注意力放在身体之外。任何疾病都是以身体为营地的，即便是与病原体有关的疾病，也必须通过人体的内因才能起到对人体的破坏作用。

现在，在临床上，很多治疗总是因循一种固定的模式。

如果患者被诊断为患有某某疾病，往往会在治疗时有一套所谓的"常规方案"在等着他。而这套方案，几乎针对患此种疾病的任何人，无论是男人女人、胖人瘦人，无论是办公室工作的人还是篮球运动员，无论是南方人还是北方人。总之，它适用于一切有该类疾病的人。

不可否认，临床上，某些药物的应用确实有一定的特异性。但是有很多药物是不具备这种特征的，用药时必须要根据不同的人、不同的体质，甚至不同的地域、不同的工作性质来应用。因为上述因素都可以导致人的体质差异，形成的疾病也会大不相同。这在应用药物治疗时，自然会受到影响。

在北方生活的人们由于高寒气候的影响，皮肤腠理比较致密，如果受到风寒的话，在中医解表治疗时往往发汗较为困难，需要用较大量的解表药物才能奏效。同样的一种疾病，在南方就不同。患者会因为常年生活在气温较高的气候环境中，皮肤腠理比较疏松则容易发汗。因此，在应用解表药物时，如果药量过大，必然发汗过度，影响到患者的健康。

在诊断过程中，我们往往把注意力集中到病原体或者病症上，把病人忘却得一干二净。其实，任何疾病都是在人体上形成的。

在疾病的预防上，我们存在同样的问题。我们在预防疾病时，往往只注意到了如何防范病原体，因而选择注射各种各样的疫苗。疫苗对很多传染病起到了很好的预防作用，并且它也有必要性。但我们依然要注意两个方面：第一，能用于制作疫苗的，往往是病原体已经对我们的身体发生了作用，并且人类已经为此付出了许多生命代价的疾病；第二，能被我们制作出疫苗的病原体的种类是有限的，而新的病原体则是前仆后继、层出不穷的。很多新的细菌或病毒不断地出现，而原来的病原体也会随着抗生素的应用等多种因素而不断变异，这就给我们的预防工作造成了很大麻烦。

在临床上，我们需要意识到不应该把预防的注意力仅仅集中在病原体上，更应该考虑如何调节人的体质。如果一个人气血旺盛，五脏六腑运行通达无阻，那么其免疫力自然也不言而喻。这样的人遇到任何病原体，一方面体内的非特异性免疫因素可以直接参与其抵抗活动，另一方面人体的特异性免疫系统也可以很快启动，使病原体对人体的危害降到最弱的程度。

很多人的身体都多少存在着一定的隐患。有不少人的体质有一定的致病倾向。如有肝肾阴虚体质的患者，平时虽然不表现出任何疾病，各种化验和检查结果都正常，但往往会有体虚易疲劳、腰膝酸软乏力、睡眠不佳等特点。如果不提早将该类体质加以纠正，它就容易成为高血压等疾病产生的基础。再如，从中医角度看，脾、肺、肾这三个器官的功能如果都有偏虚的倾向，该类人群往往会有怕风畏寒，容易反复感冒等特点。这类病人如果只是通过疫苗进行预防，是远远不够的。 如果不改善其体质，就很难真正地预防疾病。

我在临床治疗疾病的过程中，碰到不少患者，只要天气一变化，就逃脱不了感冒，为什么呢？ 因为他们的体质存在问题。 这类问题在不同的患者身上表现是不同的，有的是因为某一器官虚弱，还有的是因为身体中存在着隐患。 如在以前的感冒治疗过程中，只是把风寒导致的症状去掉或者缓解了，而风寒依然存在于体内，每当再次受到风寒，借助于以前的基础，疾病就会很容易复发。 这类患者平常往往会有咽部不适、颈背部酸痛等症状。 如果平时去掉隐患，就不至于一遇风寒就出现上呼吸道感染了。

可见，在预防疾病时我们除了要规避病原体对人体的破坏作用外，也应该遵循"以人为本"的原则，使人体的安全系数达到更高的指标。

漏洞百出的药品不良反应监测机制

由于种种原因，许多没有被认识到的药品不良反应正在某个角落里悄悄等着我们……

要想防止药品对人体造成损害，很重要的一点就是要知道和掌握药品的不良反应。对药品的不良反应进行监测，是避免药品不良反应危害人群的一个重要方法。

2003 年，我国国家药品不良反应监测中心共收到不良反应报告病例 36000 多份，比 1998～2002 年五年间的总和还要多！首先这反映了卫生部门对于药品不良反应的重视，但是这个数字比起世界卫生组织公布的每百万人 200～400 例的平均统计数值要低得多！我们国家的药品不良反应是真的低于其他国家和地区？还是我们在监测中存在着许多盲区和漏洞呢？

药品不良反应的来源大致有三个：一是药厂，二是药店及医院等销售渠道，三是患者。

首先，药物在出厂时，就应该明示该药物的不良反应。每一家制药企业，都应该是药品安全最重要的监测者。但根据有关部门的统计，就全国而言，只有1%的报告病例来自生产、经营药品的企业！

在药品出厂后，药店就成为一个非常重要的中转站，但目前的状况是，在提供报告的名单中，难以找到药店的影子。而药店是药品第二大销售终端。也就是说，凡是通过药店用药的患者，对于药物的不良反应的上报率几乎为0！试想有多少药品的不良反应没有被我们认识到或者漏掉了！

在药店中发现药品的不良反应还有一个难以克服的问题，就是怎么确定不良反应，哪些该报，哪些不该报，甚至他们自己都搞不清楚。有些店员面对药品不良反应的反馈信息，竟认为是顾客找麻烦。

国家药品不良反应监测中心提供的统计数据显示，医院上报的药品不良反应病例数占到报告总量的99%。

其实，医生们对于药品不良反应监测工作的理解，也存在着相当大的偏差。有的医生做此工作仅仅是为了写几篇论文，还有的医生甚至认为这项工作与自己的工作无关。从这个角度上来讲，临床医生也并没有把反映和监测药物的不良反应当成是一项必要的工作。

　　据医疗部门有关统计数据，某市对药品的不良反应监测在全国范围内做得最好。但是就该市而言，在52家三级医院中，报表数量达标的医院仅占了36.5%，未达标的医院有30家，甚至还有3家医院根本没有报表！而在全市的100余家二级医院中，报表数量达标的医院仅占了18%，23家医院没有报表。这反映出不只是临床医务人员对这项工作的认识和重视程度不够，就连医院的行政领导也没有认识到药品不良反应在临床上的重要意义，更不要说把药品的不良反应报告和监测工作纳入医院的日常管理和工作之中了。以上这些数据说明了一个非常严峻的问题：我们对药品不良反应的监测，还远远不够！有卫生部门领导指出，在药品不良反应报告中，普遍存在着报告职责不明确，主动报告意识差，报告质量不高，对不良反应病例的确认、评价、控制能力低和不良反应信息利用率不高等问题。

　　上述所有问题的直接承受者，是患者；药物不良反应的直接承受者，亦是患者！

高昂的医疗费用不仅仅是道德问题

> 有些看起来很枯燥的数字，正是我们无法回避的，除非有一天世界再不会受到利益的约束……

　　谈此话题之前，先让我们看看与日常最常用的感冒药和抗生素类药物有关的一组数据吧。

　　感冒药：据中国非处方药协会统计，感冒药占我国城镇居民非处方药消费的 85%，远远超过排名第二的消炎药 55% 的比例。而日常生活中，常见病症自我药疗比例最高的也是感冒，占 89.6%，高出第二名 30 个百分点。中国每年的感冒药销售额为 20 亿 ~ 100 亿元。

　　目前在零售药店中，抗感冒药销售额约占药品零售总额的 15%。有专家为其市场容量算了　笔账：我国每年约有 75% 的人至少患一次感冒，也就是说，每年有近 10 亿人至少需用一次感冒药，按每次平均用药 15 元 ~ 20 元推算，治疗感冒的药物，每年至少有 150 亿 ~ 200 亿元的市场空间。

被誉为"市场变化风向标"的中央电视台广告招标会显示，尽管受到有关政策的限制，但医药保健品类产品的广告仍成为 2004 年广告招标的重头戏，其中感冒药高居榜首！

有关资料显示，2010 年中国的医药市场价值理论上将达到 600 亿美元，并可能在 2020 年超过美国达到 1200 亿美元。这是一个令人垂涎的市场。也就是说，上述药品也会随着医药市场价值的升高而提高其利润比例。

再让我们看看抗生素：医生开出的处方中，平均每六张中就有一张是抗生素的处方。专家经过统计，认为有 50%～60% 的抗生素处方是没有必要的！

某统计资料显示，国内住院患者的抗生素使用率高达 80%，其中使用广谱抗生素和联合使用的占 58%，远远高于 30% 的国际水平。

我国目前使用量、销售量排在前 15 位的药品中，有 10 种是抗生素。住院病人使用抗生素的费用占总费用的 50% 以上（请注意：国外一般只占 15%～30%）。

就价格来说，举某公司生产的头孢曲松呐（5 代）（一种中档粉针剂类抗生素）为例，出厂价大约 3 元／针，但经过"大批""小批""医药代表"等一系列销售环节后，在医院卖给患者时竟然达到 30 元／针，中间环节加价达 9 倍。

由于药品的利润大，畸形竞争就变得越发恶劣。有资料显示，我国药品生产企业 20 年前只有 500 家左右，现在狂增到数千家之多，这些企业中拥有自主药品知识产权的却只有 3%！

目前不少所谓的"新药""特效药"，从研发到推广都是以"利润"为导向的，而并不是以临床的治疗为导向。如此，药品畸形市场的形成也就不足为奇了。

在医院，很多医生总是选用昂贵的药物。只有销售高价药物，并且尽可能多销，医院才能"提留"足够高的利润！这根本不是秘密，而是公开的事实。甚至病人到药店去买某药，有的店员也会极力给你推销某产品。那药是不是真的比其他厂家的产品质量好呢？"只可意会，不可言传"，这是药店与药品生产厂商之间的心照不宣。

值得重视的是：这些药物，其治疗作用是否如厂家在广告中所宣传的那样神奇且另当别论，但药物是否会导致很多副作用的产生，回答是肯定的。就感冒通（片剂）而言，它可能造成多种器官和组织的出血性不良反应，该药可疑不良反应病例有：消化道出血、血尿、过敏反应等。而原来诸多很普通的感冒药均含有 PPA，PPA 是极有可能诱发中风的。

国外有关机构公布这些对人类生命有危险副作用的药品之时，我们的电视广告上还在大肆宣传某类以 PPA 为主要成分的药物对感冒的治疗效果多么理想，我们不禁要质疑：有多少危险药物还在投放着这样的广告？ 在没有发现的药物里面，是不是还有更多这样的"隐形"杀手存在呢？

抗生素的副作用也是后患无穷。 它除了对人体的不同器官组织有毒副作用外，还可以导致细菌的耐药性；广谱抗生素应用不当，还会导致人体正常菌群失调……

很多患者掏空了自己的腰包，疾病非但得不到治愈，还增加了比原来的疾病本身更可怕的药物毒副作用所造成的器官损害！

| 第四章 |

科学没有问题，
是我们的思维出了问题

所有的治疗思路与方法
都是某种医学模式的产物

"医学科学与医学人文之间正在失去平衡。"——威廉·奥斯勒

我们先来看什么是"医学模式"。

医学模式又叫医学观，它是人们研究医学问题时的总出发点，也是总原则。 也就是说，医学模式是一个大纲，是我们认识医学问题的基本前提。 所有的医学理论，诊断、治疗、预防疾病的方法，都是在这个根上诞生的。 一旦医学模式出了问题，其他的一系列问题都会随之出现偏差。

医学模式随着我们对自然认识的进步、科技手段的不断更新也在不断地发生着变化。

最原始的医学模式是神灵主义医学模式，和人们对自然现象认识不足有较大关系。 那时的人们对自然的认识存在一些局限，对一些自然现象，包括人体疾病在内，都认为是神灵的作用。

后来，随着人类的进步，一些智慧的先哲们诞生了，人们也就开始理性地认识到自然具有一定的规律，这些认识慢慢上升为自然哲学模式，医学模式也随之更新。例如《黄帝内经》中，就运用阴阳、经络等概念，提出了对生命规律的一种解读假设，以此来解读人体，阐述疾病的原理。

随着我们对社会、自然以及生命认识的发展，人们对医学又有了新的认识。到了16、17世纪，法国哲学家笛卡儿以其重要著作《方法论》指导人们将复杂问题分解开来，这种研究问题的新思路与方法也在医学中得到了应用，如解剖学的诞生。在这个阶段，法国医生拉·美特里根据大量医学、解剖学和生理学的材料证明，人的心灵状况取决于人的机体状况，特别着重证明思维是大脑的机能，以及道德源于机体的自我保存的要求，并出版了《人是机器》这本书。机械论医学模式理论虽然现在看来有点落伍，但是在当时应该是比较先进的，因为它破除了人们对神灵的迷信。

18世纪到19世纪，随着工业革命的兴起，科技得到了进一步发展，显微镜发明以后，人类的眼界一下子被放大，能够看到更细微的东西了。人们看到了人体生命活动的基本单元——细胞，还看到了与人的身体健康有密切关系的一些微生物，例如细菌等，并且提出病原体致病假说，找到治疗该类疾病的方法如抗生素等。于是，生物医学模式便在这个背景下诞生了，这个阶段对医学的推动和影响是比较大的。

随着医学的进一步发展，人类在诊治疾病的过程中还发现了一个问题：人不仅仅是一个生物体，很多疾病还和心理、社会因素有关，例如一个人的工作、生活状况，社会地位、经济条件等。20世纪70年代，美国的内科教授恩格尔提出了"生物－心理－社会"医学模式，第一次把社会因素、心理因素对健康的影响纳入医学研究的范畴。这应该说是医学模式的一大进步。

到目前为止，"生物－心理－社会"医学模式还是我们主流医学界所遵循的一个比较先进的模式。那么，这一医学模式是不是符合人类的生命规律与健康规律呢？也非如此。第一，这一医学模式仍然忽略了影响我们生命健康的基本要素——自然因素。例如"风""寒""湿""热"等自然因素，对我们身体的影响就非常大，这一医学模式就把这些因素给忽略了。第二，在人体的结构方面，这一医学模式没有认识到人体的"另一半"的重要性。哪一半呢？就是存在于人体中的"空间"。我们现在研究人体，主要是以实体为中心对人体来进行解读和研究的。我们把人体作为一个生物体，可以通过解剖学，看清楚人体是由哪些器官、哪些组织组成的。如果再来细化，人是由各个细胞组成的，而细胞也可以再进一步细化……这就存在一个很重要的问题，把人体作为一个生物体来研究忽略了人体中存在的空间。另外，这一医学模式把肉体和心理的联系割裂开了。实际上，我们的肉体和心理是相互影响、相互作用的。不良的情绪会导致机体产生毒素，相反，身体有了问题同样也可以引起心理的一些变化。大家肯定能体会到，如果一个人身体特别弱，特别虚，走路都没力气，怎么能要求他说话兴高采烈呢？这是不可能的。所以说心理和肉体是一体的。这一医学模式过于注重人体的结构，也就是说在对疾病继续干预和治疗的时候，过于关注技术层面的问题，而忽略了对生命的人文关怀。

有很多医学家都发现了这一问题。医学家威廉·奥斯勒说过一句话："医学科学与医学人文之间正在失去平衡。"为什么正在失去平衡？因为我们目前的医学过于注重人体形体的状态，我们需要用一些现代科学条件和科技设备来研究这个实体，这样就会造成我们越来越过于强调人体的实体内容而忽视了病人的心理层面。实际上，人体除了有能看得见摸得着的这些肉体结构或实体结构之外，

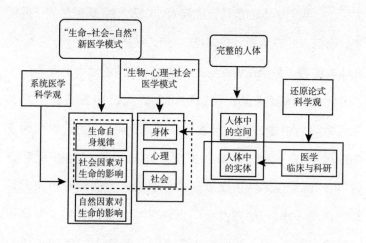

图 4 – 1　两种医学模式的对比

还有更多看不见摸不着的东西，例如人的心理和精神，人与人交往过程中所产生的各种问题，社会变革对人体的影响，以及政治条件、经济条件等。 这些都会对我们的身体产生影响，也会对我们的疾病产生影响。 这位医学家还说："过分强调科学，会忽视医学人性的关怀和怜悯。"也就是说，我们作为医生，除了要关注疾病以外，还要对病人进行人性的关怀，对病人的痛苦有切身的体会。

美国医学哲学家图姆斯，在谈到医生和病人之间的关系时引用了病人说过的一句话："大夫，你只是观察，而我在体验。"这句话一下子就把医生和患者之间的区别点明了。 作为医生，我们想到的是病人的疾病，以及和疾病相关的一些因素，而病人却在承受、在体验。病人在体验、承受什么？他在体验痛苦，甚至在承受绝望，这是一种质的区别。

从这个角度来说，医生和病人之间特别需要一个好的沟通桥梁，中国古代医学就很强调这一点。我国唐代医学家孙思邈在《大医精诚》里说，对病人要"皆如至亲之想"。就是说对待正在承受痛苦的病人，要像对待自己最亲的亲人一样。他还说："见彼苦恼，若己有之。"意思是看见病人受病所累而苦恼万分，就像病人的病生在自己身上一样。我跟学生们也经常说，如果你拿病人的痛苦不当回事，你的医术也高不到哪里去。为什么？因为如果你从医的时候，看到病人很痛苦，而问题又解决不了，你的内心也在受煎熬的话，就会在这种焦虑、着急的过程中用心去钻研，医术也随之提高。很多医学上的重大发现，就是在聚精会神地思考、体验的过程中完成的。作为一名优秀的医生，只有把病人的痛苦当成与自己相关的痛苦去关注，才会获得医术最切实和持久的提高。

图姆斯还说过一句很经典的话："一个医生绝不只是在治疗一种疾病，而是在医治一个独一无二的人，一个活生生、有感情、正为疾病所苦的人。"我们在临床上就常会遇到这样的病人，本来他的病不是很严重，但是有些医生根据某个指标就告诉病人这是什么病，将来会发展成什么样，病人就会很焦虑、很恐惧。实际上这是医学的价值观问题，医生往往过于关注疾病，而忽略了我们告诉病人真相的后果。其实，医生完全可以从正面来引导病人，给他乐观的暗示。比如某某和你一样，他是如何治疗的，身体是如何恢复的，这样效果肯定更好一些。总而言之，医学人文中最关键的一点是医生一定要把病人当作一个活生生的人去看，不能只看到他的病，更不能只看到他肉体上的病。

医学的根本问题出在哪里

我们不断地拆零，以致忘记了生命整体的存在。

我们现代的医学模式是建立在笛卡儿的还原论基础上

的，还原论是现代医学界利用科学工具研究人体规律最重要的方法之一。其原理是，由于人的整体很复杂，研究起来很困难，所以把人体分割开来，分割成足够小的部分，然后将每一个小部分的规律把握住，研究透，以此来把握整体。其实，研究一个问题若用到"分解－还原"理论需具备两个条件：第一，各部分之间不存在相互作用，或者相互作用弱到可以忽略不计；第二，描述各部分行为关系的逻辑是线性的，整体的行为是部分行为的累加之和。显然人体并不符合这两项标准。

现代医学利用高科技手段把视野延伸、放大了，从表面上看好像研究变得更精细，但实际并没有太大改观。换句话说，我们的科学方法在不断进步，但思想还是停留在早期解剖分割的医学思想上。

我们再换一个视角来看目前医学研究思想方向上的错误。

从系统论的角度来分析，系统又可以分为组合系统和分化系统。组合系统是将一个一个的局部相加后成为一个整体；分化系统就是一个个体分化为两个，两个再分化成四个，以此类推，逐渐形成一个整体。这二者有着很大不同。组合系统是从外部把每个个体累加起来，分化系统是在内部逐渐成长壮大的。例如汽车就是一个典型的组合系统，它可以由每个零部件组合而成。人体则是一个典型的分化系统，它由一个受精卵变成一个胚胎，然后成长为一个胎儿，再长成一个婴儿……当前我们分解还原的医学方法，其实是适合组合系统而不适合分化系统的，它只适合研究简单的系统而不适合研究复杂的系统。目前的医学研究方法等于是在用研究汽车的方式研究生命与疾病问题，当然不可能真正把生命与疾病规律研究清楚并解决问题。对于汽车，我们可以把一堆不同的零件组合成一整辆车，但我们能让孕妇先怀孕两只胳膊，再怀孕一双腿……然后把这些器官组合成一个人吗？这种假设听起来非常荒唐可笑，但我们采取分解还原的方法研究生命与疾病，不就是这样的思路吗？

还原论的思维模式，不适合对生命与疾病的研究，我们还可以换一个视角来解读这个问题。实际上，生命的复杂程度，是目前我们根本没有能力把它分解还原的。人体中的一个细胞包含了细胞膜、细胞核，细胞核里又有染色体。如果我们把染色体放大，那么一条染色体就有2000万纳米左右长，并且它们还在不断运动，不断变化、复制。对于任何这样一条染色体我们都很难把它分解还原，而一个细胞里面就有 23 对染色体，人体中有着 40 万亿～60 万亿个细胞，除了细胞外，人体还携带了 400 万亿～600 万亿个病毒和细菌，人处在不断的运动变化之中，人在运动变化过程中，还受到各种各样外界因素的影响，这就使得生命变得超级复杂。而疾病，只是这个复杂的巨系统中产生的一个结果。试想，我们如何将生命与疾病通过分解还原的方式研究清楚？以目前的科技条件来看，显然是不可能实现的。

生命不是一种简单的器官组织的无机组合，也不是大量细胞的堆积、简单的生物大分子之间的连接，以及相对简单的几个生化反应的机械式的运行，我们的机体也并不简单到只是由我们能看得见摸得着的东西所组成。

如果我们只着眼于这些分解后的物质，根本不可能真正地将人体及其疾病的规律弄明白，也就没有办法将人体的疾病真正治好。我们把人体简单地分成众多细小的部分来研究，看上去似乎更仔细、更精确。其实，这样的研究并不是真正地在研究我们的身体，而只是研究一个个器官、一块块组织、一个个细胞、一个个分子而已。我们分得越精细，离生命的本质就越遥远。因为我们也在像"盲人摸象"一样，把人体中的一部分规律当成了人体的整体规律!

利用这种研究方法得出的结论当然也会离真正的生命规律越来越遥远，这种"一部分"永远无法代表"全部"！

这正如我们读一本书。这本书内容再生动，如果我们把字一个个抽出来单独研究，每个字的意思自然不可能是这本书想要表述的意思。任何一个细胞，任何一种组织，如果脱离了人体的整体环境，就会失去很多功能和意义。

任何一个细胞的功能，不能代表所有细胞组合在一起形成一个活生生的生命的功能。没有一个细胞和组织、器官是有思维的，而由它们组成的人则拥有思维；没有一个细胞是可以单独完成生命中任何一种功能的，而它们合在一起便可以完成；它们结合在一起可以使人形成一个独立的生命，可以让人自由行走、具备喜怒哀乐，而这是任何一个细胞不可能独立完成的。

这正是整体论中"整体大于部分之和"的规则。而如果把这个规则应用到医学上，就需要我们更加注重整个人体动态的生命，而不是一个个单独的、死板的部分。

所以，这种将人体无限分割的研究方法是错误的；哪怕你研究到基因层面、纳米层面，仍然与真正的生命科学原理背道而驰。 由此得出的治疗疾病的方法自然会存在着很多致命的，甚至无法克服的缺陷。

动物实验与临床差距有多大

> 很多中药的药效是古代圣医们在自己身上做试验得出的结论，而现在的人们却更愿意相信实验室中的小白鼠。

目前，我们在临床上所用的绝大多数的药物，几乎都是先在动物身上试验，然后再根据得出的数据，在人体上进一步应用。 也就是说，我们目前很多的用药或者治疗时所需要的药物种类和药量，其原始的数据都与动物实验有直接关系。

用动物实验得出的结果来指导临床人体治疗疾病的用药可以吗？ 人体用药的规律，是从任何动物身上无法得出结论的。 即使在动物实验中再成功的药物，临床上，仍然需要重新在人体中试验。 这种试验不仅仅包括临床前期的试验，还应包括临床上针对不同的个体治疗时具体的应用情况。

许多药物的不良作用总是在临床实践中被逐渐发现，而不只是通过动物实验发现的。 从这点上，也能看出动物实验的局限性。

有不少药物具有未被我们发现的新的治疗作用，也不是在动物实验中发现的，而是在临床过程中被偶然发现的。 如阿司匹林，一开始我们只把它当成一种解热镇痛药来应用，但是后来才发现它对中风有预防作用。 如今在临床上，我们已经把阿司匹林作为一种预防血栓形成的常规药物了。 从这种现象中我们也可以看出，动物实验是无法完成这些工作的，它只能反映人的肉体在某些特定条件下的部分规律。 只有这一部分的规律是适用于人体的，而更多的药物对人体的作用或者药物对人体的副作用，通过动物实验是很难真正认识到的。 因此，动物实验所得出的结论，只能适用于一部分的人体及疾病的规律。 如果我们将它机械地作为用药的依据，那就失去了医学本身对人类的真正意义。

我们必须清醒地认识到人与动物的不同、正常人体与疾病人体的不同。只有这样，才能客观运用动物实验得出的结果，而不是迷信动物实验得出的结果。也只有这样，才能更好地将动物实验的结果作为一种临床参考依据，而不是不可变更的教条。

很多人认为，动物实验是客观的，没有主观的成分，所以就将它们作为实验模型进行各种药理实验所得出的结果也认定为是客观公正的，把这种结果应用到临床治疗上也必然是正确的。这种观点对吗？答案是否定的。

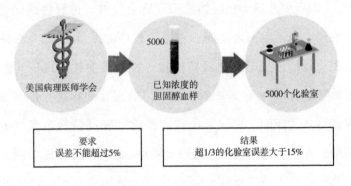

图 4 - 2   实验室里的误差

人与动物的病理模型形成的规律不一样：实验用的动物模型的形成往往是在一个并没有失调的健康的动物身上，采取人为的方法在短期内强制性地、有计划性地将它制造成某种病理模型。

这种病理模型往往是相对单纯的，且具有损伤性的，它与真正的人体疾病有着很大的区别。如果我们以这样的模型来衡量人体疾病的规律，当然是不客观的。人体中大部分的慢性疾病不仅包括患者本身的器官受损，还存在着其他方面的问题。如在病人患病的过程中，患病器官很容易引起相关器官的功能状态异常。如果我们无视这些因素，而仅仅把注意力集中在某个器官和疾病上，就仍然不能掌握该疾病的全面情况。这种做法虽然看上去是客观的，实际上却根本不能反映人体疾病的真正规律。

另外，人在用药时会受精神因素的影响，而动物没有。有人认为动物实验的结果是排除了人为因素，因此更可靠更真实。其实，恰恰相反，因为人本来就是一个具有精神意识的，有别于普通动物的高级动物。只有人的肉体与精神合一才能称得上是一个完整的人。人体的很多功能需要与人的精神、思想或者心理作用共同协调完成。我们不应该排除精神对人体的作用，而是应该在实验或者治疗中把人的精神对人体的作用同时考虑进去，这样才符合生命与疾病的真正规律。

从宏观上来看，人体的精神作用是始终存在的。我们如果将人体仅仅当成一种肉体的机械式的模式去研究是违背人体的规律的，而由这种将人的生命简单化的研究所得出的结论，当然不适合应用于人体与疾病的真正客观状态。脱离开人体的精神系统，单纯地着眼于肉体的医学，必定是残缺的医学。动物实验从某种意义上而言，恰恰是这种思维模式的产物。因此，它存在很大的局限性，至少是不完善的。

从生活习性上来说，动物的生活习性与人相比也有着很大的不同。如老鼠长期处于不见天日的洞穴中，昼伏夜出，而人则必须在阳光下生活才会感到更自然。还有的动物无论是从生活习性上还是饮食习惯上，都与人有着质的区别。这些生活习惯上的不同，势必会影响到它们结构上的差异。

人除了具有自然属性外，还具有社会属性，这往往会表现在生活状态和工作状态上。如坐办公室进行脑力工作的人与在野外从事体力工作的农民是不同的，长期处于战争状态下的战士与和平年代里过着优越生活的人的体质也是截然不同的。久而久之，生活方式的不同会直接影响人体的新陈代谢，也自然会影响人体的生理、病理规律。人与人之间的差异尚且如此，更何况与不存在社会属性的动物之间的差异了。

动物实验数据具有不确定性：动物有时在某些特定的条件下，也同样会受到各种自然因素的影响。如我们所知：地震前，不少动物会逃离洞穴或者表现出许多反常现象；下雨前，燕子会飞得很低；暴雨之前，蚂蚁会忙着把洞穴用土围起来……总之，动物在自然界中生存着，它们必然会受到自然因素的制约。就某一个动物个体本身而言，在不同的时间段、不同的状态、不同的生长阶段，也会有着不同的生理体现。在这些不同的状态下得出的结论，单就动物本身而言也不一定完全适用。所以应用于人体之后，会更加谬以千里了。

　　人体构造也是有异于动物的，所患的疾病也会有异于动物。动物的机体构造与人体存在很大的不同，人体的不少器官与动物的器官有着质的区别，动物的行为与习性也会决定疾病的种类。如人是直立行走的，所以就容易患诸如下肢静脉曲张与痔疮类的疾病，而用四肢行走的动物就未必容易患这类疾病，这些不同也会表现在人与动物对药物或物质的代谢方面。

　　动物与人之间的差异决定了对动物来说可以是食物的东西，对人来说可能有很强的毒性，比如藤黄对人来说是毒药，轻则可以导致肝肾功能的损害，重则毙命，而羊却可以把它当作食物来食用；鸡可食蜈蚣而无恙，但是如果我们人吃蜈蚣过量，无疑会中毒。

从这个意义上来看，动物实验得出的结果，未必完全适应于人体。我们经常会遇到在实验室中药效很理想，但是应用于临床治疗的效果却很一般的情况，这也是因为我们在实验之初就违背了人的生命与疾病的规律。以此为鉴，不少看上去似乎论证很严密的药理实验，在实践中被我们多方面衡量之后，发现它们很难成为我们临床用药的依据。

精益求精让我们离真相越来越远

> 我们应该明白一个前提：世界上没有一个实验室，能够把生命行为真实地展示给我们……

为了能够得到更加准确客观的结果，科学家们往往会在实验室中做大量的实验。而且，为了能够使结果更精确，实验中更是要排除若干个干扰因素，以使环境更纯粹。这种科学精神是值得钦佩的，而且这种方式用在某些自然科学上也是可行的，但在医学上，它有着相当大的局限性。

人体是由器官和组织构成的，体内环境各种因素之间的联系是千丝万缕的，而实验室里培养皿中的环境则是单一的；人体中的环境是运动的、不断变化的，而培养皿的环境是相对不变的。

因此，在人体上得出的结果与培养皿中得出的结果是大不一样的。用这种不同的环境中产生的结果作为依据，自然会与在临床治疗时产生的结果发生冲突。

人体中的器官和组织是会受到抗生素的影响而产生不良反应的。一旦不良反应产生且影响到人体的某些器官组织，抗生素对细菌的制约作用就会减弱。

因此，用药时还要考虑到药物对人体的副作用，如过敏反应、药物对胃肠及肝肾的损害等。而实验室中则不用考虑这些因素，它只有一个单一的目标，那就是消灭细菌。那么，由此而得出的结果当然也会与人体中的实际状况有出入。

前文也提到过，人体是运动着的。药物进入人体后，体内的各种器官和组织会对它产生反应，会进行代谢。 这种代谢是药物进入人体后一步步进行的，大部分药物的效力都是随着代谢过程的延续而逐渐减弱。

实验室中则不会，因为培养皿中的培养基是恒定的，是相对静止的。 实验室中得出的结论也必然会与应用到人体后产生的效果有出入。 药物在培养皿中可以直接与细菌接触，而在人体中，药物必须经过血液循环才能到达有病的部位。

但凡是有细菌感染的部位，又都会出现血液循环障碍，这种血液循环的障碍，必然会影响到血液中抗生素的运输。 所以，即便我们所用的抗生素是针对细菌的，并且也确实对细菌有致命的杀伤作用，但仍因血液循环的障碍，药物不能到达病灶。 这种障碍必定会影响到治疗的效果，所以药物的实际效用不一定能与实验室所得出的效果一致。

如就抗生素而言，由于它在进入感染病灶时会受到阻力，那么药物的浓度一定会降低，细菌不能被足够浓度的抗生素杀死，反而会在低浓度抗生素的刺激下，产生对这种药物的抗药性。 久而久之，身体会对抗生素产生耐药性，使此种抗生素失去治疗作用。 但是在实验室中不可能出现这种情况。

综上所述，这种单纯的实验室环境似乎并不真正适合对生命健康的研究。 我们研究的结果是要作用于人体的，所以，我们应该首先建造出一个接近人体环境的实验室。 但很显然，世界上没有这样一个实验室能够把生命行为真实地展示给我们。 所以，在这条道路上，我们越是精益求精，或许我们离生命的真相就会越远。

阿司匹林的真相和统计学的谎言

> 马克·吐温说过：世界上有三种谎言：谎言、该死的谎言和统计数据。

曾经有统计数据显示：长期服用阿司匹林的50岁以上的男子比不服用的人的心脏病发病率降低了45%以上。 为了降低这45%的发病率，可能很多人都会选择长期服用阿司匹林。 但真实的情况是，进行对照实验5年后，没有服用阿司匹林的男子心脏病的发病率是 2.2%，而服用者的发病率为 1.2%。换句话说，为了预防一名男子在 5 年内发作一次心脏病的风险，100 名男子中有 99 名要日日陪吃阿司匹林，而且，他们吃不吃都不会犯心脏病。

病人吃阿司匹林是为了治疗血栓，预防血栓的形成。但阿司匹林的副作用是导致人体产生出血倾向。到底是血栓的危险性大还是出血的危险性大呢？这就要我们衡量一下了，更何况阿司匹林不是只有这一种副作用。我在临床上就遇到过有皮下出血、眼底出血倾向的患者。追溯其原因，就发现病人的出血倾向和阿司匹林有关，我让病人停止服用这个药后，他们的出血倾向就会减轻，甚至会消失。这是我们能看见的出血，还可能会有我们看不见的出血情况——大脑里的，内脏里的……

还有降血脂的药物立普妥，在降低心脏病发病率的效果上到底有没有统计数据中所显示的那么神奇呢？

美国心脏病学家埃里克·托普，毕业于美国的约翰·霍普金斯大学，曾是克利夫兰医学中心的心血管科主任，是治疗心血管疾病很权威的一名学者。他的书中有这样一句话："在每 100 位患者当中，药物只能帮助到其中的 2 位，而方法却是要求全部患者均必须在其余生中服用该药。 那其余98位无法受益的患者该怎么办？"

而对于是否应该终身服用降压药，我国中国科学技术协会主席韩启德是这样说的："高血压只是危险因素，当前干预的实际结果是，绝大部分的干预没有任何效果，其中有些反而使健康受到损伤……100个40岁以上的人服用降压药来控制血压，只有4~5个人是受益的，前提是排除药物的副作用，以及患者承担药物相应的经济负担。"

现在医学界有一个普遍的共识：肿瘤、心血管病、脑血管病这些生活方式病是由"三高"导致的。 那真实情况是不是这样的呢？

我们来做一个假设。 假设生活方式病是由"三高"导致的，那么这生活方式病的死亡率曲线和"三高"的发病率曲线是否应该是相关的？

然而，从下面两幅图（图4-3、图4-4）中我们可以看出，居民肿瘤、心血管病、脑血管病死亡率的曲线与居民慢性病患病率曲线的相关性并不大。 所以，我国城市居民肿瘤、心血管病、脑血管病的死亡率与"三高"没有直接的因果关系。 那它到底与什么相关呢？

首先，我们来看有关糖尿病的"大庆实验"。

研究糖尿病的潘孝仁教授，是中日友好医院的著名专

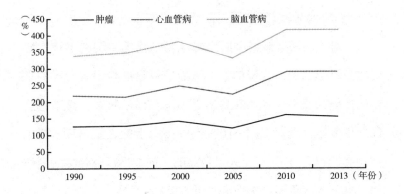

图 4 - 3　城市居民肿瘤、心血管病、脑血管病死亡率

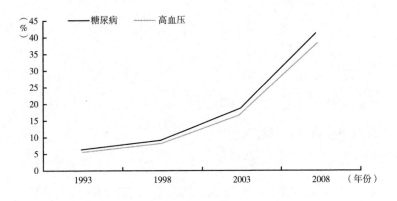

图 4 - 4　城市居民慢性病患病率

家。 他之前在大庆做过一个调查。 大庆是中国 20 世纪 80 年代末最富裕的一个地方，也是全中国最早进入小康的城市。 当时，潘教授在报纸上看到大庆的居民生活水平提高了——出门可以坐车，吃饭顿顿有肉，每天在家都有时间看

电视等。 潘教授就想到，人的生活方式一旦改变就会有很多疾病露出端倪。 他是糖尿病方面的专家，所以他认为时间一久，大庆居民的血糖一定会上升。 所以，他就去做了调查，调查的对象是 IGT（糖耐量异常）人群。 糖耐量异常的人不算是糖尿病人，但已接近糖尿病人的状态。 那么我们可以假设，20 年后，糖耐量异常的人会变成什么样子呢？

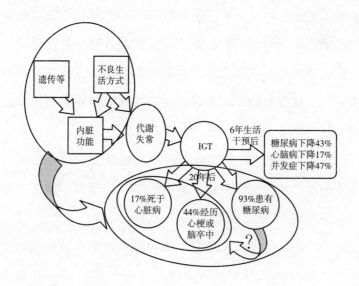

图 4 – 5　潘孝仁教授的"大庆调查"结果

从图 4 – 5 中我们可以看出，未受干预的 IGT 居民正常生活 20 年后，93％的人会患上糖尿病，17％的人死于心脏病，44％的人正在经历心梗或脑卒中。几乎所有的居民在20年后都会发病甚至死亡。假如我们干预此类人群6年的生活方式，那么糖尿病、心脏病及其并发症等相关病症的死亡率都会大幅下降。所以，我们能从图中了解到，不良生活方式、内脏功能、遗传等问题和人体的代谢失常有关。代谢和什么有关？和生活方式有关。比如胡吃海喝、不运动等不良的生活方式就会导致内脏的功能异常。再健康的内脏也承受不了天天喝酒，顿顿吃肉。潘孝仁教授这项历时20年的糖尿病长期跟踪随访研究告诉世人，"仅仅通过控制饮食和运动，就能有效遏制糖尿病前期的发展"，这项里程碑式的研究让探索糖尿病奥秘的科学家看到了光明，更为广大患者带来了福音。

我们回到"三高"会导致心脑血管病这个问题上来。现在再看，这个说法实际上是不妥当的。因为，真正的因果关系在图4－6已经有所显示。

心脑血管疾病和人体器官的功能代谢有关，那么器官的功能代谢就和两个因素有关：一是人体内脏功能的缺陷，二是不良的生活方式。可是，我们现在的医学界一直在强调降指标，病因还存在，单纯地降指标又有什么用呢？

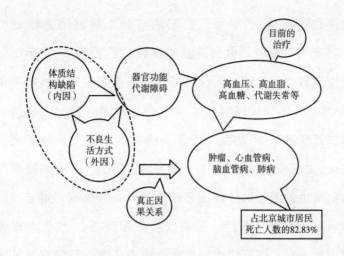

图 4 - 6　生活方式与疾病的关系

在临床上治疗高血压等疾病,采取的方式是调整病人的生活习惯和培补内脏,去除影响体内代谢的因素。结果病人的血压自动就降下来了。不单单是血压降了,高血压病人伴有的疲劳、烦躁、视力减退、腰背酸痛、睡眠质量差、情绪急躁等不良症状也会消失。

这里我们可能看出来了,最关键的核心问题还是如何理解与寻找病因。那么病因何仕?是不是像目前医学所理解的那样病因是单一的呢?其实这种思路是错误的,一对一的特异性病因理论,是"生物医学"时代的理论产物,如大叶性肺炎是由肺炎双球菌引起的,结核病是由结核杆菌引起的。 而我们目前的心脑血管病的病因是由"三高"引起的，也是这种思维模式的延续。 实际上，就生活方式疾病而言，这种一对一的疾病因果模式就不再适应了。 因为慢性疾病大多是多因多果式的，尤其是心脑血管疾病。 目前我们所认识到的病因往往只是疾病的结果，或者与病因只是有一定的相关性。 这就导致在临床上医生诊断和治疗疾病多在用单一、线性的思维方式。哪里疼，哪里不舒服，医生就会诊断哪里。 比如，患者说自己头痛，那医生就让患者去检查头部，但常常是等结果出来了，却没有查到任何问题。 实际上，现代的任何疾病都是多因对多果的。 就拿头痛来说，病人难道就只有头痛症状吗？ 颈部会不会有不适感？ 睡眠好吗？ 情绪正常吗？ 有无疲劳感？ 凡是头痛的病人多半有这一系列的问题，这就是所谓的多果。 譬如说，有高血压的人，血糖和血脂也大多不正常，且会经常头晕等。血压高所引发的一系列问题证实了多种结果之间亦相互关联，这就类似于我们常说的"综合征"。

多种疾病症状可能对应着多种病因。 举个例子，长期反复性头痛的原因不可能只是因为睡眠问题，也不可能只是因为喝酒，它往往是有多种原因的。 比如说你的内脏功能是否存在问题，你最近是否受凉，情绪有没有过于激动，这几天有没有过度疲劳等，这一系列因素都有可能诱发或者加重头痛。而头痛的病人，在临床上也不可能只表现出头痛一种症状，还往往伴有其他症状。

所以，我把病因总结为"四化"。

病因生活化——女孩子在来例假的时候洗冷水澡，或者在天气降温时穿得太少，都很有可能造成下一次来例假时出现痛经、瘀血、腰疼的症状。这就是我们生活中常见的身体问题。

病因多样化——例如现在困扰年轻人的颈椎问题。其病因包括你的睡眠姿势不对，枕头材质或高度有问题，看电视时习惯性侧卧歪头，长时间低头看手机，后背受风着凉等，这些都会造成颈椎的不适。

病因模糊化——我们生病到医院检查，不会有一个准确的数值告诉我们病因如何，甚至病因和病症之间关系都是模糊的、不确切的。

病因隐匿化——人们经常意识不到已经有病症潜伏在自己的身体中。生活中的不良习惯所导致的疾病常常不容易被人察觉。有时在医生推断出病因后，患者才会恍然大悟，因为我们从来不重视自己的生活方式。最重要的病因最容易被我们忽略，然而生活中的细节往往是真正的病因。

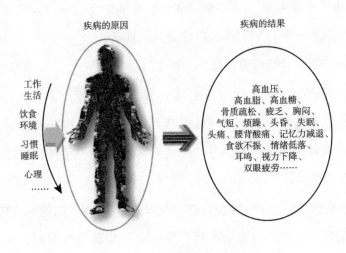

图 4 - 7　疾病的原因与结果

至于我们通过仪器检查所获得的很多异常的数值，基本上多数都是疾病作用的结果，而并不能算是真正的病因。

总而言之，我们需要重新审视现代医学对待"三高"和心脑血管疾病时所使用的方法，终身服药的做法值得我们反思。从根本上说，导致我们生病的根本原因之一是我们的生活方式出了问题，而不良的生活方式无法通过药物及医院的干预来纠正。

没有智慧的知识是双倍的愚蠢

> "博学并不能使人智慧。"——赫拉克利特

世界著名的数学家希尔伯特在谈到相对论的时候曾说过一句充满幽默和智慧的话："你们知道为什么爱因斯坦说出了我们这一代人一直在研究的，有关空间和时间的最具独创性和最深刻的理论吗？那是因为有关时间和空间的全部哲学和数学，他都没有学过。"

这里其实说明了一个普遍的问题：我们所学的部分知识，成了我们认识新事物、扩展思维的障碍。

长久以来我们习惯于在学术上像切豆腐一般给自己划分一种人为的边界，制定一些新的尺度规则，通过书本和教学等终端将人与万物的关系表现出来，从而成了一种简单的复制。结果却是这种画地为牢的做法让我们与真理擦肩而过。

医学上的教科书，让人死记硬背了太多的形态、常

规、数据……但是，真正的身体，真正的疾病是什么呢？它们的千变万化岂止是我们用一种恒定的东西所能衡量的？ 由此可见，医生在治疗时感觉到的无奈也就不足为奇了，而这种无奈想必每一个医生都经历过。

医学教育上，一味采取"填鸭式"的教育方法，把一些现成的东西浇灌进医生们的大脑，然后通过考试检验医生是否记住了这些东西，最终使得医生变成了一部单调的"执行机"。

就像一只杯子，如果里面已经装填了一种液体，新的液体就不容易倒进去。

看到患者嗓子哑了，扁桃腺肿大、有脓点，医生就立刻判定是细菌感染，必须服用抗生素才能治愈。 这类治疗几乎成了一种行业标准。 我们为什么不想想是什么原因导致了细菌在这个部位繁殖呢？ 有没有可能是非细菌方面的因素影响到人体的这个部位然后才形成了炎症状态，从而导致细菌继发性的感染？

咳嗽，服止咳药可以使症状缓解或者消除。 于是用药止咳也形成惯例，至于是什么原因导致了咳嗽，医生却极少过问。

这种治疗，只是在一时将疾病的症状消除，其实病因仍然存在着。病情仿佛一锅煮沸的开水，按照常规的理论不是想办法釜底抽薪，而是继续加水，结果最终水溢火灭，险象环生。

我们发明了显微镜，发明了 B 超，发明了 X 线，发明了 CT，核磁共振……由此我们了解了不同形态的物理反应和化学反应的细节，于是把人体中的很多看得见摸得着的现象，用这些物理或者化学的机理解释。虽然不能排除部分现象的确可以解释为病因，但不能忽略的是，我们过于夸大了它们的作用。将医疗仪器具体运用到临床上，我们只承认那些我们看得见或者通过实验能看得见的现象，而对一些现在还无法解释的现象却视若无睹。

其实，生命中通过任何仪器都仍然看不见摸不着的东西还数不胜数，并且它们无时无刻不在影响着我们的身体。

由此看来，我们所学的部分知识，实际上已经成了我们认识疾病、扩展思维的一种障碍。

我们学了知识，却丢掉了思想！孰轻孰重？

莫让科学成了绊脚石

> 我们常被自己的逻辑所欺骗，我们先为自己定制一把尺子，然后再用这把尺子，为自己度量……

科学技术，给人类生活带来了巨大的变化，使我们的时代产生了质的飞跃。在医学的任何领域，处处都可以看到科学的影子。

在科学给我们带来辉煌与进步的同时，冷静下来想想，科学对客观世界的解释仍然存在着一定的局限性！崇尚科学的我们往往会忽略一个前提：科学永远是服务于人类的工具或方法，由科学方法得出的结论也是在不断地纠正、更新、发展、完善的。昨天被认为是正确的东西，今天可能会被否定；而今天被认为还是正确的东西，明天仍然会是正确的吗？如果我们承认由现在的科学方法所得出的结论仍然存在不足，并且需要不断发展和完善，那么把它当作衡量医学问题正确与否的尺子显然是不妥当的，但是我们很多人每天都在这么做！

违背了真正的科学精神，把科学当成一种模版，尤其是把它当成一种衡量实践是否正确的模版之后，这种所谓的"科学"便成了阻碍医学发展的一块绊脚石。

"现代科学认为……"成了药品推销中最经典时尚的广告词。说者理直气壮，听者深信不疑，而效果呢？

我们把科学当成了"时装"

100多年前，当科学大举进入中国时，国内的一些先锋派人士为了在中国弘扬科学，就率先对中医学提出反对意见。甚至有著名学者还立下重誓："宁死不请教中医！"

人们为什么会这样做呢？最关键的原因是人们在用西方的"科学"标准来衡量中医药这种东方智慧。

当时甚至连某著名学者也说："西医，能说清楚某人得的是什么病，虽然治不好，但是西医是科学的；中医，能治好他的病，但就是不清楚得的是什么病，所以中医不科学。"在这里，且不说这位学者是以什么标准来认识疾病的，就结果而言，一种能够治疗人类疾病的方法成了非科学的，原因仅仅是因为它"说不清楚"。而不能治疗疾病的方法，却是能"说清楚"的，则成了科学的。在这里，科学成了什么？ 成了一件时装，一件看上去华丽时尚，却只能作为装饰，不能御寒的时装。

在信息空前发达的今天，几乎任何一种领先的科技都会较早地运用到医学领域。 如计算机技术、基因工程技术，等等。 但冷静地思考一下，就不难发现，很多人类疾病的发病率，并没有因为我们在临床上科技含量的提高而降低。 当然，除了科学技术的发达让我们新发现了很多以前没有认识到的疾病以外，更多的疾病仍然是以前早已发现的。 并且我们不能否认，科技的发展、自动化程度的提高，以及物质发展的本身就会使人类产生一些新的疾病。临床上大部分的疾病除了对症治疗以外，我们仍然没有更好的治疗办法。 我们所能做到的，仅仅是比原来没有发明一些科学仪器时，看到的或者检查到的现象更加精细或清晰一些而已。 而在医学的理论上，无论我们是否承认，现实表明我们突破性的发展并不多，更多的只是医学方法上的改进。

科技运用于临床，虽然给人们增加了相应的便利，却也加重了患者的经济负担，越来越高的医疗费用令患者望而却步。 不少患者在没有治病以前，光是各项化验检查的花费就已为数可观。 让我们痛心的是，在中国的农村，有近 1/3 的家庭是因为疾病导致贫困的。

我们不禁要问：我们如此虔诚地对待"科学"，而当它实际应用在临床上时又给我们带来了什么？

我们把科学当成了"尺子"

我们常被自己的逻辑所欺骗，我们先为自己定制一把尺子，然后再用这把尺子，为自己度量……

在医学上，如果要想让某些理论和治疗与科学沾上边，则必须贴上这个堂皇的标签，符合所谓"科学"的准则。否则，就将永远被"科学"拒之门外。

那么，科学究竟是什么呢？科学成了一把尺子，一把衡量我们医学行为是否得当的尺子。我们把合乎这把尺子的一切都认为是合理的，把不合乎它规则的，则视为异端邪说。"宁信度、不自信"正是我们在运用这把尺子时的一种具体体现！

在临床的一些细节上，这把尺子也几乎无处不在。每一个医学角落，从人体及其疾病的各种指标的计量、测量、定量描述到各种模型的建立，几乎都存在着各种各样的"检查常规""操作常规""正常值"。

这些"常规"对医学的规范和发展起到了一定的作

用，但是如果把它们当成一种信条或者不可变更的尺子，其意义就可能适得其反了。

白细胞在每立方毫米中存在 4000～10000 个就是正常的，而超过这个数值范围就是异常的；心率每分钟在 60～100 次这个范围内才是正常的，这个范围之外则属异常；服药有一定的常规量，却很少考虑患者对药物的耐受性和敏感性等具体的体质情况；药物的研究，也制定出某些指标，提取其"有效成分"，用以进行动物实验，进行量化……

其实，我们自己心里很清楚，有很多规律往往在我们的视线之外。当然也不在这把尺子的度量范围内。要知道，有不少治疗效果很确切的药物或者治疗方法，其作用机理是至今尚无法解释的，当然也是这把尺子所无法度量的！

我们把科学当成了"镜子"

医疗实践中，我们也会把科学当成一面镜子，在这个镜子里，能照出的影像就是存在的，而不能被照出来的，则被认为是不存在的。

这种说法看上去很荒唐，但我们却常常在犯这种低级错误。

病人来就诊，向医生诉说他的痛苦。但在仪器检查时，大大小小、色彩各异的报告单告诉病人：看，你的身体没有什么异常。

病人血压高了，口服降压药后，血压降了下来，这时，血压计上的数值会告诉你：看，你的血压已经正常了。

我遇到过一位患者，来就诊时头晕头痛，全身肌肉及关节畏寒疼痛，久治无效，仅 CT 一项检查就先后在不同的医院做了四次。令人不解的是，病人所到过的医院，几乎全都是国内知名的大医院。但是由于检查的结果都是正常的，最后仍然不能确诊。连 CT 等相对稳定清晰的仪器检测结果尚且如此，其他的化验检查就更可想而知了。其实，这个患者是由于长期在坑道内工作，受到阴寒潮湿等物理因素的作用而患病的。后来病人经过针灸并服用中药后痊愈。这些由物理因素反映到人体所造成的疾病，往往是现有的医疗设备无法检查出来的。类似这位病人的病例还有很多。

生命中太多的因素，并不是利用"科学"这面镜子就能"照"得到的。有很多常见的临床症状也是无法用这面镜子来观察的。

例如，对于疼痛患者来说，虽然疼痛的感觉是真实的，但疼痛是当今医学界无法测量的。 没有任何一个医生能够用一种仪器来测出患者是不是疼痛，疼痛的程度有多重，疼痛具有什么色彩、它是酸性还是碱性等。 它仅仅是患者的一种主观感受而已。 我们既"照"不出疼痛之所在，更"照"不出疼痛的分量。 尽管症状很明显，但是我们只能"主观"感受它，依然不能"客观"地看到它。

我们不得不承认，还有很多关于人体及其疾病的诸多因素不能用现代科学来证实。 科学这面镜子也有许多照不到的地方！

中西医的不同只是研究生命视角的不同

中医对生命研究的整个宏观思路是正确的，西医在医学细节上的分析是非常具体的。

很多人都认为，西医很先进、很发达，而中医相比而言要落后、愚昧。 这其中有很多原因。 原因之一，是有些人认为中医到现在还在用《黄帝内经》来治病，还拿几千年前的东西来学习，而西医一直在不断地更新、进步。 所以中医要比西医落后很多。

其实，中医和西医产生的背景是不同的。 中医的思维是从文化、生命与自然的关系中产生的，它是从宇宙的规律入手的。 例如，《黄帝内经》中许多核心的观点融合了系统论的思想，虽然它只是比较朴素的系统论。 这些思想全部基于"人与自然是一个整体"的观念，人体本身是自然的子系统，而人的五脏六腑又是人体的子系统，每一种器官和每一个组织在这个系统中的相互关系、相互作用又产生了新的变数。 同时，人与自然间的相互作用也会产生很多新的议题。

也就是说，中医最终的目的就是研究生命和自然最根本、最基础的规律，我们只要把这根本规律把握住，之后再细化到治疗的操作方法和具体的应用上，这种理论体系便是完善的。 所以，中医一旦有了自己的大方向，无论以后如何研究都不会与其基本理论产生多大出入。 譬如，中医有种最常用的说法是"天人合一"。 其实，代表着中国传统文化、传统智慧的《易经》也在讨论自然与宇宙之间的规律。 所以中医为何讲"医易同源"，这就是根本所在。 现在很多人把《易经》当作算命的东西，这是不对的。《易经》反映的是宇宙间的规律，这种根本规律不仅适用于每个生命，更适用于整个地球的生态系统。 生命规律是无法逃离自然规律这个大框架的，这就是中医的本源。 所以，就算西医研究到了最高端的地步，也无法脱离中医所研究的规律。 美籍奥地利物理学家弗里特乔夫·卡普拉就在他的著作《转折点——科学、社会和正在兴起的文化》中提道："中国人把身体作为一个不可分割的、各部分相互联系的系统概念，显然比古典的笛卡儿模式更加接近现代系统方法。"德国物理学家哈肯也说："我认为协同学和中国古代思想在整体性观念上有很深的联系……虽然亚里士多德也说过整体大于部分，但西方医学一旦在对具体问题进行分析研究时，就忘了这一点。 而中医却成功地应用了整体性思维来研究人体和防治疾病，从这个意义上说，中医比西医优越得多。"

西医又是如何研究的呢？ 它是把人分割开来研究的。西医沿袭了笛卡儿方法论中还原论的方式，就是把一个复杂的整体分割成多个部分再研究。 例如，我们先来研究一个一个的器官，一个一个的组织，一个一个的系统，然后我们再去研究它们之间的相互关系，接下来继续研究疾病的规律，之后去研究药物如何干预疾病……这种研究是不断往前走，不断否定从前的自己。以前研究的结论用现在的眼光来看是错的，那么，我们现在正在研究的东西用未来的眼光看呢？没准仍然还是错的。因此，改变与提升思维方式，往往比改进与提升现代化的仪器设备更重要。

如此说来，中医有没有缺陷呢？其实任何一门学科都会存在自己的局限性。目前，中医不容易被某些人群相信或重视的一个重要原因是，中医自身并没有很好地吸收现代科学或现代文明最优秀的东西。为什么这么说呢？例如，很多现代科学的新理论，如系统论、控制论、耗散结构论、信息论、突变论、协同论，多是研究复杂系统的科学理论，中医原有的理论为什么不能吸收这些人类智慧的精华并融为一体呢？另外，就是中医培养模式的问题，中医临床实践水平的问题，等等，都是值得我们深思反省的。

此外，社会在变化，人类生存的环境在变化，而我们在诊断与治疗疾病的时候有没有与时俱进地考虑到这些因素呢？所谓的"与时俱进"并不是说中医也要用仪器检查才能看病，而是如今的气候、环境与古代不同了，人的生活习惯与古代不同了，甚至在西药大量作用于人体后，现代病人的脉象都已经发生了改变。现代人的体质与古人相比已有不同，中药的质量与古时相比也大大降低。如果这些都改变了，那么，就有一个新的问题摆在我们面前：用古方治今天的疾病还会有那么立竿见影的效果吗？需不需要做一些调整与改进呢？要想让中医在新时代造福人类，这些都是我们现代的中医大夫不得不考虑的问题。

第五章

人类和细菌的故事

一场关于细菌的终极对话

> 细菌和我们都是地球上的一员，健康的人可以与之共处，相安无事……

　　这场对话涉及两个同时代的都很伟大的人。一个叫克劳德·伯纳德，他是法国 19 世纪的生理学家。他认为，无论细菌来源于何方，都只能是在身体内部环境受到损害以后才有可能产生疾病！通俗地说，细菌想要危害你的身体，必须是身体先出问题才有可能导致你受到危害。另一个是我们熟悉的路易斯·巴斯德，也是法国人，是法国微生物学家，近代微生物学的奠基人。他也是我们现在临床医学的创始人之一。当时他就不认可伯纳德的观点，他认为细菌和微生物就是导致人体疾病的原因。但是研究了若干年之后，在他去世之前，他才说了这样一句话："伯纳德对了，细菌什么也不是，环境才是一切！"

　　在人类出现之前，这个星球上就已经有了细菌的存在。 人类诞生之后细菌就一直与人共舞，时刻相伴。

人类真正认识细菌是从显微镜的发明开始的。 我们意识到并很直观地看到它们，同时还发现很多其他种类的微生物。 但是从我们认识到它们的那一时刻起，就把它们当成了敌人。 因为细菌好像总是与很多的疾病一起出现，并且往往会在生病的部位大量地集结和繁殖。 这种集结和繁殖，可以导致人体中一系列症状的产生。 因此，我们把它当成了致病的原因。

我们有一种误解，似乎只有生病时细菌才会在身体里出现。 其实并不是这样的。 我们都知道，我们的身体是由 10^{14} 个细胞组成，当然这是一个大约的数值，而在我们的身体当中，细菌、病毒等微生物的细胞数有多少呢？ 有 10^{15} 个。 也就是说，我们人体细胞和细菌等微生物的比例，是 1:10 的关系。 换句话说，我们的身体中存在的细菌、病毒等微生物，比组成我们身体的细胞还要多。 从这个意义上讲，我们每一个人都是人体细胞和微生物共同构成的超级生物体。 如果我们把细菌和病毒全消灭的话，人类的肉体也就无法存在了。 所以把细菌或者病毒当成敌人，这个思路是有问题的。 我们一定要清醒地认识到一个事实：细菌永远不可能被消灭，就像我们自己永远无法消灭自然后成为胜利者。

澳大利医学家罗斯·霍恩的《现代医疗批判》一书指出，医生认为致病的原因，可能是某种细菌和病毒，可是一旦使用高倍显微镜来验血，就会令人困惑地发现，血液中呈现出的多种微菌不能始终保持恒态。血液越是变质，出现的微菌就越多。这种增殖，不是致病的原因，而是生病的结果。也就是说如果用显微镜观察我们的血液会发现，血液里的杂质越多，滋生细菌、病毒的速度就越快。这说明一个问题，我们身体里的微生物的数量，不可能保持一种恒定状态，因为它们的生存依赖于我们的身体这一大环境，也就是说，我们给它们提供什么样的环境，它就呈现这种环境下的生活状态。在血液里是这样，在身体其他的地方也是如此。我曾经看过一个资料，有一个研究微生物的学者，他一生都在研究肠道的微生物。在研究过程中他发现，不同的人的肠道中，微生物的种群是不一样的；不同的人，肠道微生物的数量和增殖率也是不一样的；就算是同一个人，在不同的身心状态下，其肠道微生物的数量也是变化的。这就说明，环境决定微生物是否出现，以及决定微生物出现的数量。如果只是简单地通过杀戮式的方法对待病毒和细菌，就违背了我们生命的规律，也违背了微生物和我们人体共存这个基本规律。

霍乱弧菌液实验的启示

> 引发炎症的罪魁祸首并不一定都是细菌，但有炎症的部位往往都有细菌在疯狂地繁殖。多数情况下细菌不是主角，不是元凶，它只是一个"从犯"……

在人类研究细菌的历史上，医学家们曾经做过很多实验，其中比较经典的是德国慕尼黑大学的医学专家马克斯·冯·佩腾科费尔做的一次实验。当时霍乱在西方肆虐并造成很多人死亡，提起霍乱人们皆有谈虎色变之感，但佩腾科费尔认为，导致人死亡的原因不仅仅是霍乱弧菌，还有人体的内环境。认识到这个问题以后，他当时就做了一个令那个时代的人们吃惊的实验。他当着所有学生的面，把培养出来的浓度很高的一杯霍乱弧菌液体喝下，并且为了使这个霍乱弧菌能迅速起效，他还专门喝了些苏打水来中和胃酸，因为他担心胃酸会把霍乱弧菌杀死，影响实验的效果。当时很多人都认为他必死无疑了，但是随着时间的推移，并没有发生像人们想象的那么坏的情况。他先是有些腹泻等不适反应，之后在没有使用任何药物的情况下，单靠他自己的身体和霍乱弧菌之间的较量，只用了几天的时间，病就自然治愈了。这就说明，只要我们的身体内环境稳固，一种单纯的细菌是很难对我们的身体造成致命危害的。

大家可以回想一下当年的"非典"，当时提起"非典"这两个字也同样是谈"非"色变。但"非典"过后北京市有关部门对180个因为"非典"死亡的病人做解剖研究的时候发现，这些因"非典"死亡的病人中，132例有一种以上的基础病。据此，我们是否可以这样来认识一种疾病的发生和发展——这些人本身先有的疾病导致了他身体免疫力的下降，然后一旦感染了"非典"病毒，就容易使这种病毒在体内找到一个适合它生长繁殖的内环境，从而导致疾病的发生。因为这些病人对"非典"病毒的抵抗力肯定比正常人要弱，最后"非典"病毒才会在他身上繁殖，导致一系列的危害，直到死亡。

我们还可以从另一个角度来思考这个问题："非典"肆虐时，很多人是在同一个环境中，甚至同在一个办公室内，大家呼吸的空气是一样的，因为"非典"病毒是通过空气传播的，传染的机会也应该是均等的。但是有的人因为感染病毒去世了；有的人只是有点发烧症状；而有些人，就是咳嗽几声，发烧都没有；甚至还有的人，连咳嗽都没咳嗽。同样面对"非典"病毒，为什么差别这么大呢？还是与自身的身体素质有关系。有的人的身体本身的环境适合病毒的繁殖，而有些人身体素质好，对病毒就会有比较强的免疫力。

所以，对细菌和病毒性疾病我们要有正确的态度。现在，大家对一些传染性疾病，往往是谈虎色变。比如前段时间我看过一个关于乙肝病毒的资料。我们国家在对付乙肝病毒上所花的费用非常巨大。在这种针对乙肝病毒所进行的杀戮式的治疗中，很多病人所承受的不仅仅是高额的医疗费用，也不仅仅是药物带来的副作用，还有久治不愈，以及谈"乙肝"色变所造成的一种心理的恐惧与障碍，同时还有周围人对该类病人的歧视。那么针对这一类的病例，应该如何认识、如何处理呢？我们不应该简单地对乙肝病毒进行杀戮，而是要换一个思路，想想乙肝病毒为什么会在某些人的身体中滋生。假如你的肝脏本身就有一些血液循环的障碍，它的免疫力比较差，那就为乙肝病毒的过度繁殖提供了机会。像这种情况，我们对肝脏或者对病人身体的内环境进行调节和改善，乙肝病毒就会失去生存和繁殖的条件。相反，如果只针对乙肝病毒来进行杀灭的话，就意味着这些药物会对我们本来就很脆弱的肝脏造成重复损害。现在，治疗乙肝用的药物多数是抗病毒的药物和免疫抑制剂等。甚至有些医生用中药治疗此类疾病时，也不是根据中医的原理来根治，而是针对病毒来治疗的。比如，在某些研究中发现的一些清热解毒的药物能对乙肝病毒产生杀灭或抑制作用。但是这些治疗中所用的多数药物都会对肝脏和消化系统造成损害。肝脏一旦受到损伤，乙肝病毒的生存环境反而会变得更加安全了，不但治不好，而且容易造成更严重的后果。所以，很多这类疾病，如果治疗思路不对，是很容易起反作用的。

我们还可以通过一些现象来证明这类疾病并非我们认识的那么可怕。例如，就乙肝而言，当我们在注射乙肝疫苗之前要查所谓的"二对半"指标，这时会经常发现一些人的乙肝表面抗体已经呈阳性了，已经对这种病毒产生了免疫力，不需要再注射疫苗了，为什么会这样呢？这是因为他们在自己不知情的情况下已经感染过乙肝病毒，并且已经通过自己的免疫力把病毒消灭了，还产生了免疫力，这种情况很多。这就说明，人体完全可以在免疫力正常的情况下完成对病毒的自动清除。从这个视角看，乙肝病毒并非那么可怕；乙肝病毒通过提高自身免疫力是完全可以清除的；针对病毒的杀戮式治疗，需要我们反思。

那么，为什么在不少病人身上，细菌和病毒性的疾病在很多时候久治难愈呢？有一个原因，就是生病部位的内环境出了问题。一般情况下，患病部位的微循环都是比较差的。医生在治疗中所用的任何药物都必须通过血液循环到达患病的部位，如果局部有炎症，那微循环不可能很畅通，药物也就很难依靠血液循环到达病灶。所以在这种情况下，用药就算再正确也很难起到治疗作用。如果我们从空间的视角来看上述情况，治疗疾病的关键应该在于人体内是否有一个正常的空间通道。如果人体的空间通道不畅通，用药无效是肯定的。在这种情况下，如果我们采用抗生素杀灭病毒之类的治疗方法，不但起不到真正的治疗作用，反而药物的毒副作用会对我们的身体造成更多的危害。

一场无休止的军备竞赛

战争不断升级，抗生素永远是细菌不知疲倦的追随者……

20 世纪初，当英国细菌学家发现青霉素后，当时曾有人断言：细菌将在人体中灭绝！

事实怎么样呢？我们都知道，到目前为止，细菌不但未从人体中灭绝，并且随着新的抗生素的应用，耐药菌株的种类越来越多。

从显微镜被发明的那天起，我们通过显微镜看到了细菌的真实形态。病原体理论的建立，给我们认识和治疗人体的疾病提供了很多新的依据和方法。不少医学难题迎刃而解，这也是医学家们在传统的理论指导下在医学中的又一个重大突破。

病原体和抗生素是一对孪生兄弟，它们几乎是共同发展起来的。有了致病菌，我们用抗生素将其消灭。这个发展过程中，抗生素的目标是细菌，目的是将细菌杀死。而细菌呢，它的防守目标自然是抗生素，一旦有了新的抗生素，细菌只要存留下来，其后代就会产生对这种抗生素的耐药性。

细菌的适应能力是很强的。它的结构简单，因此其变异的速度比抗生素的更新速度要快得多。

细菌无疑是一个最简单的生命体。但它越是简单，对外界的适应能力就越强。我们首次用药，如果药物的种类和剂量合适，可能很快就能把它们杀死。但是如果它由于各种原因未被杀掉而生存下来，第二次再用同样的药物，它们就可能只受一点点损伤而中坚犹在。随着对药物的适应，以后再用相同的药就基本不会起作用了。

细菌产生耐药性的速度相当快。有关统计表明：目前全球因感染造成的死亡病例中，呼吸道疾病、感染性腹泻、麻疹、艾滋病、结核病占85％以上，引起这些疾病的病原体对一线抗生素药物的耐药性几乎是100％！这说明什么？太多的细菌，已经对现有的抗生素有了耐药性，我们应用的普通抗生素对它们已经束手无策了。

如果我们想对这类的细菌起到杀伤和治疗作用，就必须生产出新的抗生素，在原有的基础上增强更多的功能和杀伤力。但是抗生素的研制速度远远赶不上细菌的更新变异速度！

这种关系就如矛和盾的关系，一方面是攻击敌人，另一方面是保护自己。细菌与抗生素就是这样，这种关系由冷兵器时代简单的矛和盾，逐渐演化成枪、炮、坦克、飞机、导弹、核武器……在战争中火力与防御能力都在逐渐升级。这种升级就如核武器会把地球毁灭一样，细菌与抗生素的升级，最终也会对人体造成毁灭性破坏！

滥用抗生素损害的只能是我们自己

每场战争，破坏最大的地方永远是战场……

由于各种原因所导致的抗生素的滥用，已经达到了一个令人忧虑的程度。

现在很多医院的门诊上，第二代、第三代头孢菌素经常被使用，这就大大加速了耐药菌株的产生，或者容易引起菌群失调等不良后果。甚至还有的门诊将耳毒性较大、卫生部医政司明确告知6岁以下儿童禁用的氨基糖苷类抗生素（如庆大霉素、链霉素、阿米卡星、核糖霉素、小诺米星等）作为门诊用药，这就更加增加了抗生素对人们的危害及危险性。抗生素滥用已经到了十分严峻的地步：80％的住院患者使用抗生素；每100张门诊处方有超过20张含有抗生素；国人年人均输液8瓶，走进大小医院，到处都是挂着吊瓶输液的病人。

有关部门已经认识到这个问题对人类健康的危害，于是就有了被业内称为"289号文件"的"限售令"，即从2004年7月1日开始，所有在零售药店出售的抗生素药品必须凭医生处方购买。2011年卫生部在全国开展了"抗菌药物应用专项治理行动"，并下发了专门文件，强调避免滥用抗生素。2012年卫生部第84号文件《抗菌药物临床应用管理办法》中根据抗生素的安全性、疗效、细菌耐药性、价格等因素，将抗菌药物分为三级：非限制使用级、限制使用级与特殊使用级。同时，特殊级抗菌药不得在门诊使用。 管理办法甚至还规定,医院院长是抗菌药物合理使用的第一责任人,并以此作为院长和医生年度考核的一个重要指标。 医生如果抗菌药物考核不合格将被取消处方权;如果未按规定使用抗菌药,造成严重后果的,吊销执业证书;构成犯罪的,依法追究刑事责任。

但是,这仍然难以消除人们对病原体与抗生素之间关系的错误理解。

不少医生除了受到利益的驱动滥用抗生素以外,还存在理论认识上的误区。 所以仍然会出现诸如感冒早期就用抗生素进行静脉滴注的做法。 在临床上,一个小感冒却用上比较前沿的抗生素类药物,是很常见的做法。 而事实上,使用抗生素对治疗感冒而言意义并不大,感冒期间的感染往往是继发性的。

有资料显示,国内住院患者的抗生素使用率高达80%,其中使用广谱抗生素和联合使用的占58%,远远高于30%的国际水平。

抗生素的其他副作用更比比皆是,可以说没有一种抗生素是绝对安全而无副作用的。 链霉素、庆大霉素、卡那霉素等会损害听觉神经而导致耳聋;最常用的青霉素可造成过敏性休克,还会引起皮疹和药物热等;使用广谱抗生素，如四环素等会使体内耐药细菌大量生长繁殖，而引起新的更严重的感染。最易受害的人群是那些免疫力弱、抵抗力差的新生儿、老年人和肝肾功能不全的人群，如果这类人群随便使用一些主要经肝脏或肾脏排泄的毒性较大的抗生素，很可能引起一些比感染本身更为严重的致人性命的疾病。在细菌与抗生素之间的战争中，最大的受害者当然是人体，是本来就被疾病折磨得千疮百孔的人体！

在我国，每年因为抗生素不良反应而直接死亡的人数是 8 万~10 万，间接死亡的是 50 万。为什么说是间接死亡？就是我们不该用抗生素的时候乱用，结果就导致了耐药菌的产生，耐药菌一旦产生，真正该用抗生素的时候，抗生素根本就不起作用了，我们只能眼睁睁地看着病人因感染而死亡。所以，抗生素如果再继续滥用的话，我们将面临的结果真的有可能是无药可用。为此，世界卫生组织曾向全世界发出了这样的警告："抵御抗生素的耐药性：今天不采取行动，明天就无药可用。"

换一种思路解决问题

> 生态问题无处不在。我们不要总是
> 想着战胜什么。面对自然，我们能
> 做的只有顺其自然。

为什么简单的针灸，就可以对诸如带状疱疹类的病毒性疾病起到治疗作用呢？我在中央电视台做专访的时候，主持人问过我一个问题："您能用针灸消灭细菌和病毒吗？"我说："能啊！"她说："您是怎么用针把病毒扎死的？"我说："这是一个治疗思路的问题。举例来说吧，如果你让我杀死一棵树，如果我只知道拿着刀和锯去把这棵树砍死，那是最笨的办法，也不是治本的办法，因为只要它的根还在，它还可以发出新芽来。我采取的是一种更为简单的方法，就是断绝这棵树的所有水分和养料，最后这棵树就自生自灭了，不需要我来动斧动刀的。其实我们对待细菌和病毒性疾病也应如此，从改变它的生存环境入手，让它们像那棵树一样自生自灭就可以了。这才是解决问题最简单的，同时也是最安全的办法。"

　　大家也许会问，那些细菌死了吗？它们还存在着吗？其实，只要我们的病好了，所有的生命功能正常，不影响到我们生命新陈代谢的正常运行，它的存在或不存在还有意义吗？况且，细菌是可以和我们共存的。细菌在身体各个部位的存在，就如植物在大地不同的地域环境上存在一样，不同的地方不同的环境，会有不同的植物生长。而细菌在人体内的道理也一样，不同的人体部位，会有不同的菌群存在，就如自然界中的植物群落一样，会形成一个自然生长，相互和谐共处的生态圈。在这个生态圈中，我们有必要分别为它们贴上"好的"或"坏的"标签吗？

　　治病过程中，一旦过于关注一些有形的东西，就会忽略很多无形的东西。这种思路在现代医学中比比皆是。例如，我们在消化道内发现幽门螺旋杆菌之后，便把它当成了导致胃炎、溃疡病甚至胃癌的元凶，而其他真正导致消化系统疾病的原因，却被我们忽略了。像暴饮暴食、情绪的障碍、药物刺激、长期酗酒等，都可以导致胃黏膜的直接损害。我曾经有个朋友到医院去，化验出了幽门螺杆菌，他就很担心，我对他说，你只要不再乱吃东西、少喝酒就好了。为什么？因为我们在一块吃饭的时候，他两次都喝到呕吐，甚至有一次吐出来的东西都是带血的，这样的生活习惯怎么会有一个健康正常的胃呢？而一个病态的胃部环境如果有幽门螺杆菌的滋生也是很正常的。

实际上，很多时候细菌只是我们疾病的一个替罪羊。我为什么这么说呢？因为有几个问题需要我们清晰地认识到：一是先有了幽门螺杆菌的感染还是先有了胃部的疾病？二是有很多胃病，是有明确的原因的，例如暴饮暴食、药物刺激、情绪紧张等。而这类胃病，即便有幽门螺杆菌的生长，也不能把主要病因归之于它；三是有不少患者在治疗时，幽门螺杆菌全部被杀死了，检验结果变成阴性了，但是胃病的症状仍然存在；四是有些临床治疗，不针对幽门螺杆菌，而是通过中医辨证施治的方法，让患者注意饮食卫生，避免有害药物刺激等，改善之后，症状自然会消失。所以从这个意义上来说，幽门螺杆菌的发现，对于胃病的治疗意义并不是很大。相反，在治疗胃病的过程中，杀灭幽门螺杆菌的药物，本身对胃是有损害的，所以有些病人在治疗胃病时，如果用杀灭幽门螺杆菌的疗法来治疗，症状反而会加重。

那么针对病毒性疾病或细菌性疾病，应该如何来治疗呢？我们换一种情形想一下。如果一条河流被堵塞，水无法流通，时间长了变臭，各种微生物在此滋生，这时我们该怎么解决呢？办法有两种：一种方法是用农药杀灭其中的微生物，结果是微生物肯定会被杀灭，空气也会不像原来那么污浊，但是，除了微生物，周围很多有用的东西也会因此同时被杀灭，水源也会遭到污染。另一种方法是恢复草原的原生态，让河水能继续流动，慢慢地它就会自我清洁，河水还可以继续为我们饮用，牛羊还可以在这里生存。后一种当然是我们最希望看到的结果。

我想用这个道理来告诉大家，我们如何用自然生态的办法，来代替杀戮细菌或病毒的对抗性的治疗，最大限度地保护我们身体的内环境。其实治病也是一样的道理，一定要治到根子上，不能够简单、粗暴地采用杀灭方式来进行。

第六章

生命的空间

空间到底是什么

人体的任何一个系统与组织的结构，都存在同样的规律，即空间与实体同时并存。

我想大多数人都看过人体的解剖图。从解剖图中我们可以看到，除了我们平时所注意到的各种组织器官这些能看得见摸得着的实体之外，还有看不见的一种存在，即空间。如果没有空间的话，这些组织器官不可能正常运行，身体也不可能健康。

具体来说，比如肺脏，除了目前医学所关注到的气管、支气管、肺泡这些东西以外，还有气管里的空间、支气管里的空间、肺泡里的空间。如果肺脏失去了这些空间，也就失去了气体交换的条件，无法实现交换的功能，生命的新陈代谢就会失常。

其实人体的任何一个系统与组织的结构，都存在同样的规律，即空间与实体同时并存。宏观层面看是这样，微观层面看仍然如此。

我们再换个视角来看人体，就更能说明空间存在的广泛性——人体是由各种组织、各个器官组成的；这些器官组织又都是由细胞组成的；细胞可以被看成由一个个大小不等的各种分子所组成的；这些分子又是由原子组成的；一个原子是由原子核与核外电子所组成。

作为实体，原子核的体积是极小的，而在原子核周围的电子云雾的体积却很大。我们可以做一个形象的对比，如果把一个原子放大成篮球那么大，作为实体的原子核的体积大约只有一粒小米粒的大小，其他的都是由电子云雾所形成的空间。

说到这里，让我们把思路再往前延伸，就会发现一个让人非常吃惊的问题，那就是：如果从原子层面上来看人体的生命结构，组成我们人体的主要是空间而不是实体！所以，如果忽略了空间，我们还能剩下什么？如果不知道空间的规律，我们对生命的认知在多大程度上是正确的？实际上我们生命当中很多最本质的规律，以及疾病的形成中很多最关键的环节，恰恰是通过空间体现出来的。

空间在我们身体中的广泛性与重要性远远超乎我们的想象，客观地讲，它有时候甚至会超出实体对我们生命规律的影响。

空间并不是没有，它在我们身体中作为组成肉体形态的结构是客观并真实的。其实，即便我们全神贯注地去寻找实体，去寻找实体之中的实体，最后还是会发现，我们所认为的实体仍然是由空间所组成，或被空间所层层包裹。

宇宙中的空间

可以继续分割，就意味着还有空间的存在。

我们再换一个视角来看空间的无处不在吧。

一个空杯子，我们在里面放满小石子，肉眼可以看见小石子之间的缝隙；如果我们再试着往里倒进细沙，当缝隙被细沙填满的时候，我们就很难用肉眼看到空间的存在了，但事实上细沙之间仍然存在着一定的空间；让我们继续用水来充满沙粒之间的空间，此时，通常我们会认为这时的杯子真的是满了，再也没有空间了，但实际上，水、沙子、石子的分子之间、原子之间还有很多的空间，只不过我们的肉眼看不到而已。

人体中的空间正是如此。我们可以设想人体就是一个空壳，在这个空壳里面填充上各种组织、器官、细胞之后，我们会看到，当人体这个空壳被各个较大的组织器官充满之后，仍然会存在一些小的空间，可以被更小的组织或者细胞来填充，当人体的这些小空间被细胞填满之后，体液就成了细胞空间中最常见的物质，但体液不是人体的终极物质，组成体液的物质之间也还存着空间，它们还会被更精微的物质所充满……

这正是东方智慧在认识生命领域中很巧妙独特的方式与视角，它强调从整体来认识生命，认识组成生命体的实体与空间。举个简单的例子，从整个宇宙的角度看，每一个星系都只是宇宙中的一颗小棋子而已，宇宙中更多的还是空间。你想想，天空中到处闪烁的星星，在广阔的宇宙中不就是一颗颗棋子吗？这是我们能看得见、能想象到的空间。如果我们更加宏观地来看，整个银河系都只是宇宙中的一颗棋子；在银河系里的太阳系，也是一颗小棋子；

在太阳系里面，我们一直自觉很大的地球，则是更小的棋子。 在地球上，一个国家、一个城市、一个人、一个人身上的一个细胞，都可以这样无限地缩小。 当具体到原子的层面，原子核周围是核外电子，它还是一个一个的小棋子。 再往细分，原子核也不是绝对的实体，它还是可以再分割为质子、中子，再到胶子、夸克的层次……

可以继续分割，就意味着还有空间的存在。 从这个意义上来讲，空间是最大化的、无处不在的。 一方面是宏观的最大化，大到无限的宇宙；另一方面是微观的最大化，具体到夸克乃至更微的层面。 因为夸克也只是我们目前所能认识到的微观世界的层次，并不是终极层次。 1999 年诺贝尔物理学奖获得者韦尔特曼把夸克称之为"第五纪元"，就是为以后的"第六纪元""第七纪元"……打好基础。 他绝对不会说是"终极纪元"，它应该是"N 纪元"，也就是还可以无限地分割。 只不过我们现在再分的能力有限。 最微观和最宏观的空间，它通过空间的联系又成为一个整体。

人体也是这样的。 如果从空间这个视角来审视整个人体的话，仍然可以将人体看成一个由四通八达的空间所连接而成的一个整体。 举个简单的例子，为什么我用针扎你胳膊上的穴位你的心脏病就会明显好转？ 扎你的腿部穴位你的胃病就好了？ 它既不是通过神经，也不是通过血管治疗，也不是直接扎到器官上。 通过实体，永远只能是正面的直接碰撞与对接，但是通过空间就不同了。 比如说我们在一个房间里，我们几个人如果只是实体接触，就只能握个手或拥抱等，但是通过空间就不同了。 房间里的花盆、音乐、杯子，和我们每一个人连接为一个整体，也就是说，是空间把看上去毫不相干的人与物等多个个体连接为一个完整的、相互关联的整体，并且通过空间，这些看上去毫不相干的元素之间会相互影响。 这种规律很像是美国气象学家爱德华·罗伦兹所提出的"蝴蝶效应"："一只南美洲亚马孙河流域热带雨林中的蝴蝶，偶尔扇动几下翅膀，可以在两周以后引起美国得克萨斯州的一场龙卷风。"其原因就是蝴蝶扇动翅膀的运动，导致其身边的空气系统发生变化，并产生微弱的气流，而微弱气流又会引起四周空气或其他系统产生相应的变化，由此引起一个连锁反应，最终导致其他系统的极大变化。 而在这个变化过程中，起到决定性作用的，当然是空间。

　　再回过头来看现代医学上和临床上的一些手段，就会感觉到问题的存在。 即使你不是学医的人，也能很明确地看到问题的存在。 目前我们只是关注实体的存在与变化，但很多实体的变化是由空间引起的。 而在临床上，几乎任何诊断的依据与治疗的角度，都是以实体为中心的。 这种以实体为中心忽略空间的做法，使得医学在对人体疾病的认识、疾病的诊断，及治疗与预防方面，都存在着难以突破的瓶颈。 但是我们如果换一个视角，从空间这个角度看人体，很多问题就很容易找到解决的答案。 器官和器官之间、组织和组织之间、细胞和细胞之间，到处充满了空间，很多功能也都体现在这个空间上。 只要空间一通，许多问题就会迎刃而解。 至少从哲学的层面上来说是这样的，虽然哲学不是解决医学的万能钥匙，但是如果你在哲学层面上存在漏洞或论证不足，临床实践中一定会缺陷很大甚至导治治疗方法幼稚，我们目前的医学现状正是如此。

因此，有时候要想从根本上解决某些医学问题，必须改变我们对事物的认知角度与认识方法，即从世界观与方法论两方面进行新的认识。 世界观就是看世界的方式，就是视角。 方法论就是通过某种方式来实践它。 实际上就是两句通俗的话，即"做正确的事"和"正确地做事"。"做正确的事"实际上是世界观的问题，指的是我们做事情方向对不对、战略对不对，这是大方向的问题。"正确地做事"则是细节的完善，在战术、方法上如何实施。

　　这在医学上同样重要。例如，我们对人体的诊断，我们是依靠仪器，还是依靠分析？或者是相互交流，把日常生活所有与疾病相关的问题都贯穿起来？正确的诊断方式和方法是把日常生活所有与疾病相关的问题都贯穿起来，这就是"做正确的事"。下一步就是"正确地做事"，如果医生诊断的方向对了，再在具体的细节上分析，才能判断出疾病的原因到底是什么。一个是宏观层面，一个是细节层面，二者缺一不可。

人体中的空间

空间无处不在，人体中的空间是组成我们生命的前提。

　　空间的作用很广泛，就像我们能在某些场合互相交流，如果中间隔一堵密闭的玻璃墙，把空间给隔断了，我说话你就听不见了。而且，我能说出话来，也是空间在起作用，我们的咽喉、口腔、鼻腔的空间产生共鸣，才能发出声音。你看有些患喉炎的病人说不出话来，是因为他的声带无法振动了；而有些患鼻炎的病人说话时带着很重的鼻音，是因为他的鼻腔受到了侵占。老子的《道德经》第十一章说："埏埴以为器，当其无，有器之用。凿户牖以为室，当其无，有室之用。"说的就是空间的功能。杯子是用来盛水的，如果没有空间，我们就没法喝水；房子是用来住人的，如果没有空间，就没法住人。

而且，实体的功能往往是通过空间来实现的，空间和实体是一种互相依赖存在的辩证关系，要体现实体的功能，没有空间或者没有实体都不行。有中耳炎的病人，中耳肿胀，听声音就有问题。因为鼓膜的振动是声音传导的第一步，接下来是听小骨振动，听小骨振动还是靠空间实现的，它既不能太紧密也不能太疏松。太松，就传达不到；太紧，振动的空间就不够。所以说它还是通过空间来传导，然后再进入神经或者大脑。有人问，那神经的功能就不依赖于空间了吧？其实还是空间在起作用。神经系统功能的实现，是通过电信息传递的。电是什么？就是离子的正负电荷的运动。 所以说这仍然是空间在起作用，只不过这种空间更微观而已。 比如我这只手能动，这是由于大脑传递给它一个信号支配神经，再由神经传导到最末端的神经突触。 神经突触和肌肉有一个感应器，它中间的膜也是一个空间，正、负电荷一传导产生电兴奋，收缩和舒张就产生了。

在人体的一些基本功能的发挥上，空间也同样重要。例如，我们人要活动，胳膊要伸出去，没有空间是不行的。 在自然界也处处体现着空间的作用。 像毛泽东诗词里面的"鹰击长空，鱼翔浅底"，鹰和鱼都需要空间，如果没有这个空间，它们就被限制死了。 而在人体内脏的运行与新陈代谢过程中，空间所起的作用同样重要。 胃肠要运行，它就要蠕动，蠕动就需要一个空间。 心脏要搏动，心包就得有空间。 细胞的运动也需要有空间。 人体功能的方方面面都是通过空间体现的。

人体的空间也是构成我们生命的一部分

对于我们身体的任何器官组织来说，除了我们认识到的实体以外，空间也是组成它们必不可少的一部分。 如我们的鼻子里、耳朵里、口腔里处处充满了空间，还有气管、支气管、食道的空间，都是我们能够直观感受到的相对宏观的大空间。还有些空间是我们感觉不到的。比如大脑中的四个脑室，就是通过空间来连通的。

位于颈椎部位的脊髓之间也不是密闭的。我们要知道，脊髓的横截面很像我们有着"小舌头"的嗓子眼，里面也是充满了空间的。如果没有这个空间，很多血液循环功能就无法完成。

再试想，如果心脏里面没有空间的话，它的泵血功能就不能实现，所以说心脏中的空间，对我们心脏功能的实现是非常重要的。

神经系统也一样。人体的整个神经系统由中枢神经、脊髓以及周围神经组成。从脊髓发出来的神经分支，最终到达我们身体的各个部位。而神经系统中的基础单位——神经细胞，即神经元，放大以后会是什么呢？我们会看到包裹神经细胞的髓鞘，类似电线的绝缘层，髓鞘结构也是一层一层的。而在神经元的最末端是神经突触。当刺激信息传递到最末端的时候，通过这个神经突触的离子传递产生的电位差来支配我们的运动功能和感觉功能。在这个过程中，我们看到在神经突触的最末端，物质交换的环节仍然是通过空间来实现的。没有空间，也就无法产生电位差。 我们在临床上有些神经性的症状，比如牙痛，是因为牙神经受到了压迫。 神经如果受到包裹它的软组织的压迫，或者是较硬组织的压迫，就会导致神经传导发生障碍，产生一系列的症状。

血管中也是充满空间的。 比如，从动脉血管的横断面中，我们可以看到很多与空间相关的信息。 第一，如果血管没有管道中的空间将会被阻塞，它就无法完成营养运输的功能。 第二，血管的外围，也必须有一个适度的空间，它的收缩和舒张才不会受到限制。 第三，血管壁是由一层层的平滑肌组成的，而平滑肌的肌纤维之间即血管壁上，也必须要有正常的空间存在。 血管壁的空间至少有两个重要的作用：首先，如果血管壁中没有空间，收缩和舒张功能就无法完成；其次，动脉壁本身的血液循环供应受之于其自身的小血管。 动脉壁中的这些空间，是其中的小动脉与小静脉能够正常运行的前提。 如果动脉血管长期处于收缩状态，那么动脉血管壁的空间就会闭塞，时间一长，运行其中的小血管就会因为受压而中断，动脉壁本身的肌肉代谢就会受到影响，久而久之，它就会发生硬化等异常变化。 可见，保持空间的通畅，是维持我们身体健康的特别重要的前提。

那么，极其微小的毛细血管又是怎样实现功能的呢？其实，毛细血管壁上面的上皮细胞也存在空间。这些空间，为毛细血管内外物质交换提供了一个前提。血氧交换及各种营养物质的输入、代谢废物的排出等，都是通过这些空间来完成的。所以，空间在物质交换和新陈代谢的过程中，起到了决定性的作用。如果空间出现了问题，新陈代谢将会停止，细胞会发生变化，这也是很多疾病产生的原因。

骨骼是我们身体中最坚硬的组织，似乎这种坚硬的组织，与存在空间的事实相距甚远，但我们如果把骨骼组织放在显微镜下面，看到的结果就会让我们大吃一惊。骨髓在显微镜下放大了以后呈现出的图片非常美丽，就像一个开满玫瑰花的山冈。每一个细胞间都有着或大或小的空隙，它们仍然被空间所充斥。

可见，即便是最坚硬的骨骼，其深层仍然会充满空间，如果我们继续放大，具体到细胞层面会是什么样子呢？一个放大了的成骨细胞和其他细胞一样，它仍然是由细胞膜、细胞质和细胞核组成的。让我们继续寻找实体，甚至寻找实体之中的实体。如果我们把作为一个细胞相对实体的细胞核继续放大，它又会被分为核仁、核质、核膜。把实体之中的实体继续放大，最终会发现这里面出现了我们的生命遗传物质 DNA。 尽管它作为一个相对的实体出现在一个细胞之中，但 DNA 也仍然还是一个空间结构，如果没有空间结构，它怎么能形成双螺旋形状呢？ 那么我们从这个双螺旋结构上面取出一个原子来继续放大，它也有它相应的空间结构。 也就是说，如果从原子这个层面上看，组成我们人体结构材料的，最主要的是空间，而不是实体。

在生命代谢的微观层面，空间所起的作用仍然是决定性的

比如细胞之间的空间，细胞本身的空间，细胞各种膜结构的空间及各细胞器本身的空间，等等，这些微空间都是缺一不可的。 比如说，一个运动中的细胞，如果它的周围没有空间，细胞运动就会受限，就像人要运动，一定需要一个空间一样。 吞噬细胞，在吞噬大肠杆菌时并不是静止不动的。 大肠杆菌在另外一个部位，如果没有空间，或者说没有一个空间通道，吞噬细胞怎么能到细菌那里去呢？ 就算过去了，如果吞噬细胞结构本身没有空间，就不可能完成吞噬动作。 可见，空间在微观的世界里面同样起着决定性的作用。

这是细胞在发挥作用的过程中，空间所起的作用。 细胞吞噬细菌之后，它还有一个溶解与胞吐的阶段。什么叫胞吐？就是它吞噬这个细菌以后，在细胞内部把细菌分解、破坏，然后再排出去。在这个过程中，空间无时无刻不在起着重要作用。如果没有正常的空间，这些过程就无法完成。

细胞分裂是生命新陈代谢过程中最重要的环节

任何一个细胞新陈代谢的过程中，空间的作用是决定性的。首先，细胞要实现分裂，必须在一定的空间范围里进行，即它周围必须具备正常的空间。我们设想一下，一个细胞要分解成两个，没有空间怎么能实现？而在细胞一分为二的过程中，每一个环节都离不开空间的参与。在一个细胞里面，糖皮质醇激活基因转录的过程更需要空间的协助。基因的复制、转录，就是在这个过程中完成的。物质从细胞膜进入，到达细胞质，然后通过细胞核的核膜进入到细胞核。在这个过程中，细胞膜的空间、细胞本身的空间、细胞核核膜的空间以及细胞核里边的空间，如果其中任何一个环节不正常，基因转录都是无法完成的。从这个意义上来讲，细胞突变跟空间结构的异常是有关系的。前面我们提到细胞核受温度影响非常大。对温度如此敏感的细胞，在受到温度影响之后，基因转录肯定会发生障碍。一旦降温，细胞物质内外的交换被隔断了，营养吸收不进来，废物排泄不出去，细胞发生变异就只是时间的问题。临床上很多跟细胞突变相关的疾病，确切来说是跟空间的异常密切相关的。

空间在生命诞生过程中也起着决定性的作用。比如一个胎儿要想发育成熟，空间在每一个环节都会体现出它存在的重要性。如果没有空间，精子与卵子是不可能由小到大地发育成熟的。而卵子要想和精子结合，首先得有输卵管的通道。接下来，在这个受精卵的发育过程中，需要子宫给它提供空间。随着胎儿的生长，母亲的腹部在逐渐变大，也是空间在变化。再微观一点，细胞的发育也是这样。细胞一生二、二生四的这种分裂，没有空间怎么可能实现呢？这是空间在人体的组成和生长过程中的体现。从一个受精卵将要在子宫内膜着床的过程我们就能明白，其实我们生命的诞生也是在空间里进行的，如果没有空间，我们的生命过程是不可能完成的。

空间是人体功能体现的场所

比如，人的心脏如果没有空间，供血功能就无法完成。动脉血管的功能，是依靠周围的空间来完成的。毛细血管的血管壁空间也是物质交换的唯一通道。同样，我们肺部如果没有空间的话，呼吸是无法完成的。气管如果没有空间，呼吸就不通畅了。再看人的细支气管，有哮喘的病人，就是气管痉挛导致空间闭锁了。还有血氧交换，我们呼吸的氧气是如何进入血液的呢？它是通过肺泡和毛细血管之间交换的，这个过程也是通过空间来实现的。肺泡和毛细血管之间有一个空间进行交换，二氧化碳通过肺泡排出来，新鲜的氧气通过毛细血管进入血液里。但是我们现代医学在对人体与疾病的研究过程中，却把空间给忽略了，关注的全是气管、支气管、肺泡等。有了显微镜等工具之后，我们关注的层面更微观了，但是仍然继续在关注实体是怎么回事，如分子是怎么回事，原子是怎么回事，同样把重要的空间给忽略了。

生命体的任何功能都是由空间与实体共同完成的。只关注实体会使我们对人体的生理病理认识存在极大的局限性。这种认识人体与疾病的方式，在现代医学上比比皆是。例如，随着科技手段的提高，我们对人体的微观结构的认识越来越清晰。尤其是对生命遗传的基本功能单位——基因的认识，近些年来取得重大进展。但是不是我们把基因的结构弄明白了，人类的健康问题就很容易解决了呢？ 实际上，如果从空间的角度来看这个问题，仅仅认识到基因结构是根本解决不了问题的。 因为这种认识方法与视角仍然还只是局限于实体这个层面。 而任何一个基因的变化及多种基因之间的相互关系是否正常，取决于基因的外围环境或多个基因的相互组合与协调。 现在我们在临床上动不动就用基因突变做借口，用遗传做借口。 高血压治不好，就告诉病人这个是遗传，没办法治。 实际上这是很片面的。 我们如果说某一种疾病通过检测发现是基因异常，那么反过来我们是否可以问自己一个问题：是由于产生了疾病导致基因异常的，还是先有基因的异常才导致疾病的产生？ 如果这个前提搞不明白，得出的结论往往容易片面化。 你说是由于基因异常导致的疾病，我也可以说是由于疾病产生然后才导致了基因的异常。 因此，在研究生命规律与疾病规律的过程中，不能被原有的知识与思路局限住。 如果从空间这个视角来研究因果关系问题的话，这两种可能性都同样存在。

空间的通道作用

空间作为一个通道是特别重要的。 作为通道的空间有很多，比如血管，这是我们营养功能的通道。 消化系统也是一个通道，便秘的人，或者是有肠道肿瘤的人，消化道下段都堵住了，就不能正常代谢排出废物。 另外，呼吸系统也是一个通道，它是血氧的通道，氧气进来，二氧化碳出去。 废物的排出和能量的进入也是特别重要的，任何一个细胞要正常代谢，必须具备这两个条件，任何一个器官要想正常运行也必须具备这两个条件。 具体到细胞层面，一个细胞细胞膜的通透性，决定了细胞的代谢正常与否。 因为营养物质和能量的进入，代谢废物的排出，都是通过细胞膜来完成的。 这就具体到微观层面了，细胞核的核膜也是一样的道理。

在人的皮肤代谢中，皮肤的空间通道起的作用也是很大的。 它最主要的表现形式就是比如出汗。 在这个代谢过程中，人体的一些毒素可以排出体外。 当然毒素既然可以排出，也可以通过这个通道进入体内。 我举一个简单的例子，农民在喷农药的时候，虽然戴了口罩，但有时候还是会中毒，为什么？ 就是农药通过皮肤被吸收进了体内。由此我也悟出一个道理来：皮肤既然是一个通道，就可以把它作为药物治疗的途径。 外药内治，可以把药制成喷雾剂。 现在有好多镇痛药就是喷雾形式的。 许多外用药物通过这个途径达到治疗效果，原理就是空间问题。

空间是内外环境沟通交流的途径。刚才说的皮肤就是如此。那么这里就有一个问题，就是沟通交流要有一定的度。举一个简单的例子，既然我们的皮肤要和外界交流，为什么我们到了北极，还非要穿上羽绒服啊？原因很简单，我们要避免它"交流过度"，过度了就有两个后果：一个是损伤、冻伤；一个就是内部热量的散发过快，把人冻死。热量全都出去了，细胞的温度太低，它的代谢就会停止。所以，人体有好多自我调节的机制很复杂也很微妙。

所谓经络，其实就是一个空间

> 诊疗经络，也就是调节人体内的空间使之达到最佳状态，这是塑造一个健康生命的前提。

如果没有空间的话，任何实体都无法体现它的功能，也就没有了存在的价值。但现代医学在研究过程中，却把它忽略了，或者根本就没有意识到它的存在。我自己也被这个问题困扰了很长时间，后来因为一个偶然的机会，我不小心打碎了一个杯子，碎了的杯子无法装水这个事实让我意识到了空间的存在和意义。之前我为什么没有发现呢？是因为我一直没有找到门，总感觉自己无门可入，而事后想想，这种无门可入的直接原因，恰恰是四处都是门。而空间这个门和我们主观意识里固有的想象是不一样的，这是因为我们自己所理解或所学的知识与真正的客观规律相距甚远，我们被这些不正确的东西给限制了。佛学里的"所知障"，就是指我们知道的偏见越多，求真的障碍也就越大。医学研究中的"所知障"，就是因为我们太关注、太执着于实体。通常那种以实体为中心的思维方式，使我们感觉空间就是什么都没有。实际上是我们没有看到事物的真相。现代医学问题众多、漏洞百出的最主要原因之一，就是我们在研究生命与疾病的时候，把人体的空间结构给忽略了。

对于生命空间原理的正确认识，不但有利于我们正确认识生理结构，也有利于我们从现代科学的角度来解读中医。一直以来，中西医在理论层面上缺乏一个良性的、理智的、科学的、客观的沟通渠道，我觉得空间理论就是最理想的通道。 为什么这么说呢？ 首先是对"经络"的认识。 在空间理论体系中，经络就是空间。 中科院生物物理研究所的祝总骧教授做过一个实验，结果证明了"经络是空间"的结论。 祝教授研究经络问题有二三十年了，在为我的生命空间理论开的研讨会上，他说："我做了30年的实验，结果都可以证明经络就是一个空间。"其次，运用空间理论，可以解读我们中医的很多治疗和预防疾病的方法，比如解表法。 解表法简单地说，就是把皮肤和肌肉的表浅层面的空间疏通开。 人在受风寒后肌肉会发紧，由此人体一系列的正常生理规律会受到干扰，很多疾病就会体现出来。 中医的解表法，就是对皮肤表浅部位因受风寒而过度收缩的空间进行调节。 肌肤一旦疏通开，风寒被驱散出去，生理代谢就恢复正常了。 像麻黄汤和葛根汤，就是利用汗法解肌解表，进而解决我们身体更深层面的一些问题。

有一次，朋友的小孩连续两天高烧39度多，他打来电话问我怎么办。 我问他用了什么药，他说全是清热解毒的，还有就是抗生素，可就是退不了烧。 如果我的判断没错的话，医院应该是查出了肺炎，才用的这些药物。 我告诉他只用麻杏石甘汤就可以解决问题。 朋友照做了。 凌晨一点多钟用的药，早晨孩子就退烧了，想吃饭了。 如果光盯着孩子的热去治疗，甚至还用一些大寒的药，药不对因，会越治越糟。 之前我给这个孩子看过病，他的脾胃偏弱，寒性的药对脾胃的损伤是很大的。 如果我们用药再去伤害脾胃的话，会更不容易好。 从这个意义上讲，我们中医的古代先贤是非常智慧的。 他们不是用现代的科学方式，也不是用仪器，而是用自然的、天人合一的规律来研究疾病，这种研究更贴近于人的生命规律，也更容易控制导致疾病的根本原因。 很多人说中医治病慢，其实一点都不慢，只要辨证对了，治疗对了，疗效是很快的。 像这个小孩的病，我们的疗效就比曾经给他治疗过的医院快多了，并且还没有副作用。 为什么用麻杏石甘汤能治好看上去这么严重的疾病呢？ 因为受风寒后，皮肤的空间都被"束缚"住了，内脏细胞代谢所产生的热量无法通过皮肤原来正常的空间向外散发，所以才使内热积累发烧，用麻杏石甘汤的目的，是将束缚皮肤的寒邪发散出去。 皮肤一旦失去了寒凉的束缚，散热的机能便会趋于正常，高热自然会退，疾病自然会痊愈。 其实，中医"解表"的治病原理，正是通过使皮肤空间恢复正常来实现的。

我们中医在诊断疾病的过程中，有时要看病人的舌头，是因为如果我们的内脏某处有了问题，会通过特定的空间通道，反映到舌头的不同位置上。 这样我们就可以通过看舌体的表面，了解我们内脏的状态。

穴位诊断在中医诊断学里也占有很重要的地位，它既安全又直观，并且诊断比较准，也很实用。 它既是诊断的通道又是治疗的通道，本质还是空间原理。 中医说："有诸内必行于外。"例如心脏病的治疗。 心俞穴、内关穴、膻中穴等，这些穴位所处的位置与心脏的关系非常密切，通过这些穴位就可以判断心脏的状态，也可以对心脏的疾病起到调节和治疗的作用。

还有经络的微空间，就是组织和组织的间隙。 我认为，现代经络的研究有六大方向性错误。 请大家注意，我说的错误，不只是技术性错误，而且是方向性错误，表现在：

第一，把经络与经络的内容物混为一谈。 就像我们把杯子里的水当成杯子一样。 第二，把影响经络的因素，比如神经当成经络本身。 虽然通过实验也可发现两者的相关性，但不能因为相关就认为它们是一回事。 第三，把经络的形态及内容单一化。 经络是在变化的，经络的形态不是单一的。 第四，简单地认为经络是恒定不变的。 其实经络是在变化的，就像河流的改道。 我们有时会发现经络的最佳治疗点，不在穴位上，可能是在穴位的附近。就像是有个东西堵住河道了，河道就得从别的地方绕行，不可能停在那里不动。经络也是一样的。我们现在所研究的很多经络现象是人体的常态，这是不符合疾病规律的。第五，把经络现象混同于经络本身。在研究中，很多学者往往容易被试验中的表面现象所迷惑，把实验中经络所呈现的一些现象当成了经络和穴位本身，这显然是错误的。第六，把经络当成是实体。其实经络就是一个空间。

在现代医学研究上，由于这六个方向性的错误，得出的结论漏洞百出，甚至有的研究学者认为经络不存在。

从临床疾病的防治这个视角来看，只要经络通畅了，我们全身几乎就不可能有病。因为内脏的疾病可以通过空间反映到体表，如果在体表哪一个地方有问题，你对它进行调节，可以调节到内脏。从这个意义上来讲，经络是可以用来预防疾病、诊断疾病、治疗疾病的。

| 第七章 |

最陌生的是我们自己

人体中被忽略的另一半

> 杯子可以用来喝水，是因为有空间的存在；房子可以住人也是因为空间的存在。人体中的空间乃有大用，却被我们忽略了。

为什么本来很健康的身体在不知不觉中产生了很多疾病？

为什么很多能明显感觉到痛苦的疾病在做各项检查时却找不到任何"问题"？

为什么很多疾病找不到相应的治疗措施？

我们每天都会面对这类问题的困扰。

在看上去似乎很发达的现代医学研究中，我们自以为对自己的身体已经很了解了。通过人体解剖，我们知道了身体的大致结构；借助于显微镜等设备，我们将人体更加微观的层次进行了细致的研究，由此我们知道了细胞越来越细微的结构；我们通过生理知识，明白了人体部分新陈代谢的规律；通过病理学，认识到了人体在疾病中的状态；通过药理学，知道了药物的作用机理及药物对人体的作用。 这一切，都是我们学到的，我们认为自己对于人体早已了如指掌。 事实真的是这样的吗？

其实，有很多东西对于我们来说仍然陌生，对我们的身体结构，我们还有很多东西没有认识到，甚至说还有很多的问题是我们还未意识到的。

正像前文所说，我们所进行的各种各样的研究，主要是针对我们身体中有形质的实体部分。 而对于身体中存在的空间，我们却忽略掉了。

身体的存在需要有一个空间，器官组织的存在也要有一个空间，身体组织中的每一个细胞的存在仍然需要一个空间……而这个空间就是我们存在的前提。

空间在人体中是无处不在的。 如：肺的大部分组成是空间而不是实体，心脏及血管有很大的部分也是由空间组成的，膀胱及胃肠道也是通过其中的空间起到其生理作用的。 可以说，这些器官功能的实现与其中的空间是密不可分的。

因此，空间既是我们身体及其组成部分存在的前提，也是人体重要的组成部分。

有很多器官的功能发挥，主要是由空间体现出来的，如肺。 只有肺泡具有一定的空间，呼吸功能才能按照正常的生理要求得以实现。 如果肺泡变成了实体组织，或者它失去了弹性，又或者因为疾病等因素失去了原有的空间，那么肺的呼吸功能就会受到影响或彻底消失。 例如，因为"非典"死亡的病人中，为数众多的患者的肺部空间被实体占有。 肺中的空间一旦被实体占有，其贮存和交换氧气的功能也就会减弱或者消失，患者会由于肺部不能进行血氧交换而出现呼吸困难、鼻翼翕动、心率加快、胸痛、咳嗽、心慌、紫绀等症状，全身也都会因此出现很多的异常变化，甚至窒息死亡。 而导致这些结果的根本原因，就是肺部的炎症渗出致使肺泡所应该具有的空间缩小了，或者这个空间变成了实体。可见，我们的肺所具备的功能不仅仅是由实体组织完成的，肺泡中的空间起到了很大的作用，甚至是决定性的作用。

因此，空间既是我们身体器官构成的必要条件，也是这些器官发挥功能的必要条件。 无论是在人体理论的研究上还是在临床实践中，我们都必须重视人体内空间的存在和它所起的作用。

人体几乎任何疾病的发生都与空间系统受到影响有关。

如心脏的搏动必须具备一个可供舒张和收缩的空间，如果心包积液把这个空间限制住了，就会影响心脏正常功能的发挥；脑血栓则是脑血管中的空间被实体占有了；肠梗阻也是肠道的空间被阻塞了；肿瘤可以被我们看成是本来应该是空间的地方，生长出一个实体性的组织……

几乎任何疾病都存在着空间异常的状态。而空间在人体中的作用几乎是无处不在的。任何忽略空间的认识和做法，都将会造成对与之有关的疾病认识上的误区。而这必将影响疾病的诊断和治疗！

运动的生命和静止的尸体

> 时间，是生命存在的一个重要维度，它使我们的生命充满活力。生命离开时间，仅剩一具尸体……

我们无论是在人体的研究还是临床工作中，容易把鲜活的生命，当成静止的物体来研究。

人的生命整体和人体在某一时间片断的状态之间的关

系，就像是动态的影像与一张张静态的照片之间的关系。照片是不连续的、静态的及相对分离的。而人的生命，就如电影中的画面一样，是连续的、动态的。这当然会有很大的不同。一种疾病，如肿瘤，当我们用先进的设备检查出来之后，只能说明该肿瘤在此刻的具体位置、形态、性质。这只是此刻的一种静止状态。但是我们不能知道它的动态过程，例如它是什么时候开始的，如何产生的，它发展过程中受到哪些因素的影响，它的发展趋势是什么，明天会是什么样子，等等。我们不能从这个检查结果中得出这些结论。而这些规律的体现，必须是整体的、是动态的，必须靠我们对人体及疾病的综合判断才能得出结论。

我们在诊断疾病时，总是用种种仪器检测人体的某些指标，其实，即便检查结果是完全正确的，我们仍然不能真正掌握病情的发生和发展。因为我们所看到的只是一个片断而已，是静态的。我们看到的结果充其量是疾病作用到某个阶段的一个结果。而人体及其疾病是在发展的、变化的。因此，我们的认识并不意味着真正掌握了人体或者疾病的规律。

在治疗疾病时，我们常常用一种静态的片断性的思路来进行。针对某种疾病，基本是采取一种恒定的用药方法。药的剂量、使用方法，一旦确定下来，经常不会变更。一种治疗某病的药物，可能贯穿治病的始终。尽管疾病在不断地运动变化着，但我们仍然按照当初对疾病的判断来进行治疗。这很容易导致耐药性的产生，也容易导致药物副作用的产生。而实际上，随着病程的进展，用药的种类和剂量也应该随之变化。

我们很少把人体疾病的过去、现在和未来连贯起来分析。就拿最常见的感冒来说，在临床上也仍然用一种简单的模式来对待。感冒症状本来会随着时间的推移而变化，而我们的处理却始终单调如一。其实，感冒随着不同的时间，疾病发展到不同的阶段，治疗方法也是不一样的。如初期患者往往是怕风畏寒、头痛项直、鼻塞咽干、肢体酸痛等表实证候，这时的治疗需要以麻黄汤或者香苏散等辛温解表的药物宣肺散寒，感冒很快就会痊愈。随着疾病的发展，病人会出现忽冷忽热、胸胁满闷、口苦咽干、头晕等现象，则成了少阳型感冒，治疗时就不能用上述方法，而应该以小柴胡汤或达原饮加柴胡等方剂进行治疗，祛除风寒、和解少阳，疾病也会很快痊愈。总之，即便是最普通的感冒，也需要根据疾病发展的不同阶段进行辨证治疗。

一言以蔽之，我们在很多的治疗中，忽略了生命中最重要的东西：时间！只有时间与我们的生命结合在一起，我们才能变成活生生的人！

在人的一生中，正确地认识人体的宏观规律对于治疗疾病也是至关重要的。 如人在婴儿期、童年期、少年期、青年期、中年期和老年期适用的药物都是不同的。 因为人体的生理状态在不断地变化着。 孩童与老年人的体质多是虚弱的。 青壮年人的生活方式也会影响疾病的状态。 这些对临床用药都是有参考意义的。

　　除此之外，我们还应该考虑到季节对于人体的影响。 在不同的季节，人体的疾病及其身体的各种反应也是不同的。 有的病到了冬天会加重，如风湿、类风湿、老慢支等，有的病遇到季节变换时会加重，如过敏性鼻炎。 总之人体是随着时间的不同而发生变化的。 我们在治疗疾病时，要考虑到时间因素的影响，甚至我们在治疗同一个人的同一种疾病时，也要根据不同的季节运用不同的药物。 如夏天要考虑到天气炎热，用药时适加解暑之药；冬天要考虑到天气寒冷，用药时酌加辛热之药等。 只有这样，才能真正地把握住人体及其疾病的规律，使治疗有良好的效果。

　　体现生命时间特征的另一个重要方面就是人体的生物钟。 在人体中，很多的生命指征都是随着时间变化而变化的。 有些人在一年中总会在某个季节或者某个时间段处于一种亢奋或者抑郁状态；或者在一个月中也有几天这种类似的现象；而在一天中的不同时间段，人体同样会出现各种不同的生理或者是病理方面的变化。有些疾病对时间的敏感度是很高的，这也能反映在人体某些生理指征的变化上。如高血压的患者血压升高的阶段是有时间规律的，有的患者疼痛的时间也有规律，还有的患者失眠的时间也是有规律的……当过了某个时间段以后，症状自然减轻。这就体现了人体疾病的时间特征。

从某种意义上讲，某个时间段与人体的某些特定的器官功能状态是有着密切联系，甚至是相对应的。我曾遇到过一例胸前区疼痛伴压迫感 5 年的男性患者，43 岁，每到下午 5 点前后，就会出现心慌胸闷气短的症状，严重时还会有疼痛感。他做过多项检查未见异常，多方治疗亦未见效。我认为患者的发病时间总是在下午的 5 点左右，这应该与身体在此时间段运行的经络脏腑有关。中医学认为，下午 5 点，即酉时，是肾经主时，这说明此患者肾经气血运行有问题。所以，虽然患者表现的是胸前区的症状，但考虑到患者的发病时间，予以金匮肾气丸为基础方进行加减治疗，结果在服药后的第二天，症状便明显减轻。最后经过中药配合针灸调治，月余痊愈。

时间是我们生命中的一个重要结构和组成部分，它贯穿我们生命的始终，使我们的生命具有活力并且能够运动着，延伸着……一旦时间消失，人也就仅剩下一具尸体而已。

我们在诊断和治疗疾病的过程中，不能忽略时间的存在。如果我们在临床上没能够掌握人体的时间结构，我们所认识到的人体则成为死板的、单调的、没有生命的物体。这距离人体的本来面目已是非常遥远，而这种"遥远"导致许多治疗效果不佳也就不足为奇了。

生命：肉体仅是一部分

> 收到999朵玫瑰当然比接到下岗通知让人开心，这正体现了人体区别于其他动物的高级之处。

如果我们把人的生命分成两部分的话，那一部分是肉体，另一部分则是精神情志。

精神因素，是人体中与肉体相对应的另一个重要组成部分。它是人类这种高级生命体的特征，在人的生命中起着至关重要的作用。

收到999朵玫瑰当然比接到下岗通知更让人开心，这正体现了人体区别于其他动物的高级之处。人是有精神有思想的，而普通动物则没有如此丰富的精神感知。所以，精神因素对人体的作用是相当重要的，甚至在某些情况下，可以直接导致人体疾病的产生。

中医学认为，人的精神活动在人体的气机运行过程中起着至关重要的作用。一方面，人的精神活动依赖于人体的气机；另一方面，气机的运行与人的精神活动有着密切的关系。如果人的精神活动有异常变化，那么人体的气机也必然会受到影响。这在医学专著《黄帝内经》中早就有很具体的记载。如《素问·举痛论》中就指出："大怒则气上逆，甚至血随气升而为呕血，肝气乘脾为泄泻。"这就是由气逆引起的病变；"喜则气机和调，心情舒畅，荣卫通利，所以气机舒缓，悲哀过度则心系急，肺失宣降而胀大，上焦之气不能宣泄，荣卫之气不能正常布散，热郁于中而生病；大恐则精气消沉，上焦郁闭不通，上焦闭则气还下焦而为胀，以致形成恐则气下的结局……"上述机制比较清晰地说明了人体的怒、喜、悲、惊、恐、思等情绪对于人体气机的影响。人体的气机运行一旦受到影响，其新陈代谢也会很快受到影响，由此导致的一系列病理状态也就显现出来了。

一个没有学过中医的人也很容易体会出人的情志变化对人体的影响。如日常生活中，一个因故大怒的人，我们会看到他面红耳赤、青筋怒张、横眉立目、毛发近乎竖起，他甚至会因此头痛脑涨、呕血，故有一成语谓"怒发冲冠"。我们从中医学的角度看，是很容易理解的，其实上述所有症候均属于气血因愤怒上行于头面部所产生的现象。而对于一个平素就胆小怕事的人，如果再遇到某事过于惊恐，就会面色苍白、呆若木鸡、心中忐忑不安，严重者甚至会出现惊恐过度、坐卧不宁、二便失禁等情形。这些症状从中医学的角度看，多是因为恐惧导致的气陷于下，精气内却。总之，人之七情都可以对人的身体造成一定的影响，有时过于强烈的情绪甚至可以直接导致某些疾病的产生。

我们在临床上也同样能见到许多因为精神作用而影响到身体机能的事例。我曾见一患者因上腹胀痛久治不愈而怀疑自己患有"胃癌"，于是惊慌失措，忧虑过度。很快就影响到身体正常的新陈代谢，半月内体重降了15斤。其实，经过多种检查证实该患者本来没有器质性的疾病，正是这种不良情绪对他的身体产生了影响。这足以证明人的精神对其肉体的影响有多大！

现代社会的人们工作、生活压力都很大，生活中一些突如其来的事件及不协调的人际关系也是导致疾病的重要原因。 如失业、失恋、破产等，诸如此类突如其来的事件会对人体产生极大的刺激，从而引起强烈的精神冲动，如大悲、大怒、大惊等，这种情绪如果过于强烈或者持续时间过久，就会对人体造成很大的影响或损害。 作为医务工作者，在临床诊治身体疾病的时候，我们很少考虑到精神因素的致病可能，也就更谈不上利用人的精神因素来进行治疗了。 我在临床上遇到过一位因为精神因素而失聪的患者。该患者是一名女教师，因为工作不顺心，回家后又因家务事生气，双耳突然失聪。 这种症状的出现，多是因为过度惊怒导致气血上逆，挟血妄行，致使耳部气血瘀滞于上。 根据她发病的具体情况，给予针刺治疗，疏导气血，再给予适当的劝慰，平其怒气，一次即愈。

在古代名医中，华佗的名字几乎妇孺皆知，他不但善于"刮骨疗毒"，更是一位擅长心理治疗的高明医生。 在《后汉书·方术列传》中记载了他为某太守看病的医案。这个太守病重很长时间了，华佗诊断后认为是内有瘀血，积伏已深导致，光靠药物难以去掉，必须采用激怒的办法才能把瘀血吐出，于是他屡次接受病家的钱财却不认真为其治疗，以后干脆不辞而别，并且留下字条辱骂太守。 太守看后果然大怒，命人追杀华佗却又找不到人，气上加气，吐出瘀血数升，病遂治愈。可见强烈的精神刺激除了可以导致人体得病，同样也可以成为我们治疗疾病的一种方法。

无论是诊断疾病过程中，还是在治疗疾病的过程中，应当说，精神因素理所当然被看成人体的一个很重要的组成部分。人的精神与肉体应该是一体的，是相互影响的，如果我们在治疗时仅仅把肉体的因素列入我们的视线而把精神因素忽略掉，我们的治疗效果肯定会大打折扣，甚至有很多疾病根本是无法治愈的。

你只是树上的一片叶子

> 自然是一棵巨树，我们只是树上的一片叶子。每一次呼吸，每一丝心跳，每一种器官，每一个细胞都受着这棵巨树的影响。自然是生命的根。

人是自然的产物，同样是自然的一部分。

如果自然是一棵巨树，我们就只是树上的一片叶子而已。 我们的每一次呼吸和心跳，每一种组织和器官都受这棵巨树的影响。 我们永远都不应该忽略我们看不见的"树根"的存在。

　　从宏观上来看，地球的诞生是有一定条件的。 而当地球诞生后，原始生命才得以在这个星球上繁衍生息。 人类由开始最低等的生命逐渐进化而来，这个过程中，几乎每一时刻、每一过程都受到自然环境的影响。 而人类在任何一个时期、身体的任何一处组成部分，都打上了自然的烙印。

　　任何一个人都不可能脱离自然而生活在真空中。 你的呼吸来自自然，你生命中所需要的水来自自然，你所需要的任何营养都来自自然。 你身体的任何一部分，都要依赖于自然才能够进行新陈代谢，才能够生长繁殖，因此它们必然是自然的一部分。 就如一株植物，它需要自然界中的阳光、水、空气和土壤中的营养，然后它长成了一株我们看得见的植物，它们理所当然地是自然的一部分！ 而我们人类又何尝不是如此呢？ 从这一角度讲，我们不能算是这个星球的主人，只是自然的一部分。

　　但是，无论在日常生活中，还是在我们诊治疾病的过程中，我们常常会忘记这一点。 于是，我们搞不清楚自己的身体会受到哪些因素的影响，不知道我们的疾病来自何处，它是如何产生的，就像我们在盯着一株因为根系发生问题而出现枝叶干枯的植物发呆一样。

人和自然永远是一体的，人不可能独立于自然界之外而存在。 人的身体无时无刻不受自然的影响甚至支配，很多自然因素是导致人体疾病的直接原因。 可以说自然因素在致病因素中占有极为重要的位置，存在极大的普遍性！但是由于它不像其他致病因素如病原体等可以被我们用眼睛或借助仪器设备直接看得见摸得着，所以，通常容易被我们忽略或者被我们当成一种次要的致病因素。

生活中我们常常会有这样的体会：许多疾病在某个季节会明显地容易发作——有风湿病的患者，会在天气变化时出现症状加重的情况，甚至有的患者的感觉比气象台的天气预报还要准确！ 这正说明了人体与自然息息相关的特性。

许多自然因素，既是人体生命活动的必要条件，也是在一定条件下导致人体致病的重要因素。 对人体而言，它们就如同一把双刃剑，有利和有害是相对而言的。 同一种因素，如果超过一定的度将会由对人体有利的因素转化为有害的因素。 例如自然界中的风寒，一方面它可以降低人体中产生的热量，使人体的产热与散热处于一种相对稳定的状态，维持新陈代谢的正常进行。 但是如果风寒过重，则会影响到人体的健康乃至生命。

自然因素对人体是否会造成伤害不仅要看它本身的情况，更要看人体自身的状态。 对于同一种风寒，气血旺盛、抵抗力比较强的人可能感觉不到它的影响，而在元气虚弱或抵抗力低的人那里，它则可以侵入人体导致人体的疾病，成为有害的因素了。

自然界中的气候因素可以分为六种：风、寒、暑、湿、燥、火，即古人之所谓"六淫"。 正常情况下，这六种不同的因素可以对人体造成不同的影响。 如风可以引起人体血压及人体中气血流动的变化，寒可以通过物理性的温度刺激而导致人体的肌肉血管等收缩，火则可以让血管扩张，燥可以使人体中的水分丢失过多，引起组织缺水。 平时人体对这六种自然因素有着正常的适应能力，不会由此而生疾病。 但是如果此"六淫"超过人体的承受能力，人就容易生病了。 例如，寒冷可以使我们的组织代谢及气血运行变得迟缓，中医学把该特性描述为"寒性凝滞""寒主收引"。 对于部分阳气不足的人来说，如果遇到气温突然下降的情况，就容易引起血液循环运行的障碍。会引起人体受到寒气影响的部位疼痛，如关节疼痛、胃脘区疼痛等，还会出现四肢发冷、畏寒等感觉。严重者会因为寒气重而严重影响到身体的新陈代谢。在治疗这类疾病时，我们除了要祛除风寒、活血止痛外，更要注意通过调补来改善人体的阳虚体质，加强人体对风寒的抵御能力，疾病就容易痊愈了。

　　总之，外界的种种自然因素对人体的影响是很大的，是客观存在的、对人体有着明显影响的致病因素。我们生活在自然界中，必然会受到自然因素的影响，这种影响往往是我们只能感受到，但是没有一种仪器或者尺子能直接为我们提供精确数值。由"六淫"引起的疾病，看上去虽然有一定的季节性，如春天多风，夏天多暑，而冬天多寒等，但是也存在反常的现象，因为自然气候的变化极为复杂，而每一个个体又是千差万别的，即便是在同一季节里，也可能感受不同的外邪，发生不同的疾病。尤其是现代社会，人们已经把现代科学成果融入日常生活之中，如夏天空调的使用，使中暑发病的人减少了很多，但是随着空调的使用，不少人反而会在这种暑热季节患上"风寒感冒"。因此，我们不仅要根据自然气候，还要根据个体的工作和生活环境来判断其疾病的由来。

由此可见，当人体的内在机制不能与自然因素相适应时，便容易导致疾病的产生，因此我们没有任何理由在诊治疾病的过程中忽略自然因素。

认识社会的细胞

"大隐隐于市"，无论是自命清高还是洞悉红尘，没躲进深山老林之前就都是社会的一分子！

一个人虽然是一个独立存在的个体，但他不是封闭的，他是社会的一分子。

人与动物的重要区别之一，也突出表现在社会属性上。人的心理及生活状态，处处会受到社会环境的影响和制约。社会环境的不断变化，可以直接或间接地影响到个体的身心健康、疾病的发生发展或转归等。

社会是人类赖以生存的外界环境，社会状态及其较大的变动会通过种种机制影响到人的身体，甚至可以改变人类的疾病谱。如伊拉克战争或非洲一些国家的战乱不断，由于贫困、饥饿、传染病、精神高度紧张等因素，人们的生活水平急剧下降，处于精神与物质交困的状态下，所患疾病显然会区别于和平地区的人群。在古中医学中，一些著名医学家也认识到动荡年代对人体的影响，并且在临证时也将此种因素考虑在内，遣方用药非常恰当。如张景岳在《景岳全书》中论述道："风寒直接作用于人体而导致人体产生致命大病的情况……只有在战乱年代人们流离失所及穷困潦倒的情况下才多有发生。如果在安定的和平年代，人民也都能够吃饱穿暖，这类的疾病并不多见。"

　　生活境遇的变迁也是影响人体的重要因素之一。如一个人的社会地位、家庭地位、经济地位等改变后，对一个人的影响是非常大的。如果个体不能及时进行有效的调整，则很容易引起情感的波动，严重者甚至会因此而致病。这种情况在《黄帝内经》中亦已经描述过，如果一个原来很富贵的人突然失去原来的显赫地位，即便不遭受外邪的干扰，单是精神刺激对身体造成的影响，也会使身体受到损害。社会因素会使人的精神和生活发生强烈变化，而这些变化又可引起人体的生理变化。

我们在临床工作中也会发现，社会地位、人际关系、工作状态等情况的不同会成为导致人体疾病不同的重要因素。

长期处于紧张的脑力工作状态的人群，心脑血管疾病的发病率会明显高于普通人群；

患颈椎病的人往往是办公室工作人员为多，而体力工作者的比例要低得多……

文化传统、宗教信仰等作为社会因素的重要方面，在不同时代、不同社会、不同国家和民族有着很大的区别，它也在不同程度上影响着每个个体的身心健康。例如，饮食文化可以影响人体的饮食结构，进而影响到人对不同营养的摄取、影响到人体的新陈代谢，甚至影响到人类的疾病谱的改变。人体如果过多地摄取一些容易吸收的高营养食品，势必会造成营养过剩，心脑血管病、肥胖病等发病率就会升高，这也是疾病增多的因素之一。甚至有学者指出，肥胖病等不仅仅是肉体的疾病，也成了现代社会性问题。随着人们的物质生活水平的提高和精神生活的相对贫乏，人们对于烟酒的嗜好也年呈逐递增趋势，这也成为肝病等发病率明显上升的重要因素之一。大量的事实表明社会因素对人类身体的影响绝对不可忽视。

现代社会对人体的影响似乎越来越大了。如追求经济效益、竞争意识强烈、生活节奏加快、科技变化日新月异、传统的社会成员之间较少相互依赖、较为宽松的社会关系，越来越多地被相互依存、相互竞争等较为紧张的关系所取代。这类因素势必会引起人体的相应变化。这也是社会因素导致人体疾病的一些重要原因。

总之，无论是在临床诊治疾病的过程中，还是在对生命科学的研究中，人体的社会因素都是不容我们忽略的重要因素。

我们的身体是一个乐队

一个人的身体就是一个乐队，能够奏出美妙的乐章要依赖于每一部分在演奏的过程中的和谐进行。

大脑是乐队指挥，身体中的每一个部位都是一种乐器，每一个细胞表达出的韵律就如一个个音符，它们欢快地跳跃着演绎生命的和谐、精彩，甚至是奇迹。

任何一个环节出现一个不和谐的音符，都会影响整个乐章。

正是这种和谐产生了生命之美。

身体中的每一个器官和组织组成了不同的系统，而不同的系统在人体中发挥着各自不同的作用，缺一不可。人体的所有功能，需要由它们之间的相互协调来完成。我们的身体从诞生的那天起，就几乎是完美无缺的。每一个部位都有其妙不可言的作用，人体的功能靠它们共同努力才能完成。

人体正是这样一个复杂的交响乐队，它之所以能够奏出撼人心魄的乐章，是因为乐队中的每一个乐器都必须在演奏的过程中，围绕着演奏的主题和谐进行。

由此我们也应该认识到：在我们的身体中，每一个器官、每一种组织、每一个细胞、甚至每一个基因都正常还远远不够，它们之间必须相互和谐才能完成生命赋予的使命。

无论在医学研究中，还是在临床上，我们都过于注重身体的各个部位是否正常，而忽略了这些正常的部位在运行中是否和谐！只重视了各个乐器的演奏质量，而忽略了整体的共鸣！因此，我们对很多疾病无能为力，甚至不知道许多疾病的病因何在。

诊断中，最常见的做法就是对病变部位进行局部寻找。姑且不说很多病因很难找到，即便是能够找到存在于病变部位的异常现象，就能说明它是致病的真正原因吗？身体中的很多局部疾病，其实都是由全身的失调导致的。很多疾病的发病部位只是机体的一个薄弱的爆发点而已。就如一个阻拦洪水很长时间的大堤，它往往是在最薄弱的部位决堤！

还有很多疾病，我们根本无法找到具体的病因。如我们在临床上常会见到患者出现情绪障碍，出现整体的疲乏、烦躁、焦虑、关节酸软无力等，又找不到一个特定的部位，或者说是对应的器官组织。因为这些症状是整体的，随着患者的工作状态、情绪甚至生活规律的变化，疾病的状态也会发生相应的变化。这样的疾病，我们在治疗时往往会无的放矢，当然也就无法在机体的某个部位找到具体的原因了。

在治疗上，我们似乎总是在遵循着头痛医头、脚痛医脚的法则。其实，生命不仅仅是由肉体组成的，除了肉体，还有着更重要的部分。这正如在演奏时，一个高明的演奏家往往是用自己的情感去演奏，而不是仅仅盯着音符，将乐器当成是一种机器，只是将音符通过乐器简单地表达出来。这样演奏出的作品，才会打动人心。生命又何尝不是如此呢？高层次的组合是情感与肉体的合而为一。人类的疾病亦应如是：由情绪变化导致的疾病和由疾病导致的情绪变化，都是临床上最常见的现象，几乎不可分离，我们却常常在诊断和治疗时，只注意到人体形态部分的存在，而将人的情志变化置之不顾。另外，机体之间的协调不顺所导致的疾病必须从整体上入手，如果只盯着某一部分，不可能对疾病实现根本的治疗。

所以在临床上，我们对很多疾病无能为力也就不足为奇了。

| 第八章 |

我们需要什么样的医学

我们始终行走在一条"希望之路"上

> 我们总是隐隐约约地看到了一个目标，接近它的时候目标也逐渐变得清晰，甚至感觉就快到达目的地了，可是突然之间，这个目标又海市蜃楼般地消失了。

现在的研究思路仍然没有真正触及生命与疾病的本质规律，我们总是隐隐约约地看到了一个目标，接近它的时候目标也逐渐变得清晰，甚至感觉就快到达目的地了，可是突然之间，这个目标又海市蜃楼般地消失了。

在美国纽约东南部的撒拉纳克湖畔，有一座医生的墓碑，上面刻着一句话："有时去治愈，常常去帮助，总是去安慰。"从这个墓志铭上我们能了解哪些信息呢？第一，作为医学，它所能起的作用是有限的，并不能充当救世主的角色。第二，既然医学能解决的问题是有限的，那么，当它面对无能为力的疾病时，应该怎么办呢？当然应该去帮助、关怀与安慰病人。第三，医学除了现有的技术层面的东西之外，我们更应该重视人文关怀。

此外，我们还能看出很多医生与患者之间更深层的信息。首先，医学能治愈疾病的机会是有限的，所以仅仅是"有时"去治愈。其次，"去帮助"是医生应该"常常"为病人做的。最后，很多时候医生也很无奈，所以需要"总是"去安慰，这也是医生要做的事。也就是说，在复杂的生命和疾病面前，医学能做到的事情是有限的，但是医生能做的却很多。"去帮助"和"去安慰"是从人性关怀的这个角度去表述医患关系的，面对今天的医学现状与过于重视医学科学技术的现代社会，人文关怀恰恰是我们现在的医患关系中最缺乏的东西。

三十年的临床经验让我感觉到，医生对病人的关心和治疗同样重要。我们必须承认，现代医学对我们的生命规律和某些疾病的认识是有限的。美国的科学院院士托马斯·刘易斯曾在他的专著中写过一段话："能够成功地做出诊断和说明预后，被看作医学的胜利……我们对真正有用的东西了解甚少，我们虽然繁忙地对疾病进行分析，但是无法改变它们大多数的进程。我们所做的是分析，要改变疾病的进程是很难的。表面看来很有学问的医疗专业，实际上却是个十分无知的行当。"反思一下，现代医学对某些疾病确实是束手无策的，例如肿瘤、艾滋病。在治疗的过程中，我们始终没有找到它们的真正规律。从这个意义上讲，我们确实对这些疾病很无知。

回顾一下医学的发展史，我们会发现它始终行走在一条"希望之路"上。我们总是在惊喜之后收获失落，总是在自信之后产生失望。我们常把医学的希望寄托于科学技术的发展，但随着科学技术的发展和临床应用越来越广泛，我们把人体的结构层面认识得越来越清楚、细微，疾病仍然有增无减，我们仍然对很多疾病无能为力。我们常常刚刚惊叹完新发现的医学成果，便会在不久后发现由它带来的更为严重的负面作用。我们有了显微镜，发现了细胞是我们新陈代谢的基本功能单位，也发现了致病的微生物细菌，知道了新陈代谢是怎样的过程，也知道了微生物会对我们身体产生的作用和因此导致的疾病，于是我们惊喜地认为以往医学上很多问题都将由此得到解决，但事实并不像我们认为的那么乐观。

人类发明了抗生素以后，就认为能把致病的微生物全都控制并消灭了，但事实上到今天为止，微生物仍然在困扰着我们。我们的医学依然无法解决这类疾病。目前，生物医学又给我们描述出了比以往更辉煌、更诱人的蓝图，似乎当我们完成基因测序之后，人类健康尽在掌控中。但实际并非如此。如果我们站在一个更高的视角思考，就会发现一个让我们警醒的事实：无论是器官组织的形态结构还是显微镜下面看到的细胞，无论是我们已经测序完成的基因还是更细微的分子元素，这些只不过是我们身体中基本的实体结构，生命要想正常进行新陈代谢，除了这些基本的实体结构之外，还必须有结构之间的协调配合。另一个事实是，这些结构的改变，会随时受到外围环境的影响。如果我们只把研究的方向锁定在这些基本结构上而忽略它们的外围环境，那我们就会永远处于一种被动的研究之中，因为这些结构会常常受到外环境的影响而发生变化。因此，如果我们不能够放开思路，丢开我们以往形成定式的研究理论与研究方法，便会永远在我们自己设定的圆圈内徘徊。

可见，我们的医学一直行进在一条"希望之路"上。而现在的研究思路仍然没有真正触及生命与疾病的本质规律，我们总是隐隐约约地看到了一个目标，接近它的时候目标也逐渐变得清晰，甚至感觉就快到达目的地了，可是突然之间，这个目标又像海市蜃楼般地消失了。所以，我们应该反思是不是我们的研究思路出了问题？现代医学的

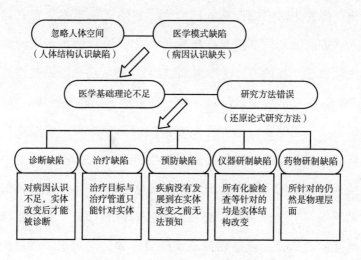

图 8 - 1　当前医学理论的缺陷

研究对象越来越细：从宏观层面到器官层面、细胞层面，同时，像 CT、核磁共振等各种先进设备的应用越来越多，治疗方法也越来越复杂：各种介入疗法、干细胞疗法，还有物理的、化学的、生物的、心理的疗法，以及社会干预的方法都用到了，甚至还有克隆技术、器官移植、变性手术等。可是回过头来认真思考，现代医学中的诸多先进器械与技术对改善人类的健康和疾病的治疗，到底起了多大的作用？从整体来说，我们对很多疾病的认知还是停留在形态学的层面上，而这种研究方法，甚至会对影响我们的一些最基本、最常见的因素置之不顾。例如，我们在针对一些慢性生活方式疾病的研究中，忽略了日常生活方式对人体的影响而只注重某些指标的变化，这种舍本逐末的做法导致该类疾病的发病率越来越高。而从疾病的发展趋势来看，疾病的种类以及对人类的危害程度也越发严峻。以前困扰我们的多是营养不良之类的代谢疾病和一些感染性疾病，现在却是心脑血管病、恶性肿瘤、艾滋病等。这一类疾病和以前的疾病相比，是不是更加可怕？所以，我们要明白目前的医学能带给我们的保障是有限的，要想获得真正的健康，主要是靠自己保持良好的生活习惯，调节和改善自身的体质，这才是最重要的。

我想告诫大家的是：既然现代医学很难如我们期望的那样带给我们真正的健康，那我们就要反思我们对现代医学过于依赖的态度。人不是汽车，医院也不是修理厂，不要指望医院能解决你所有的健康问题。很多生活方式导致的疾病，必须靠自己解决。另外，我们也不要把健康的希望寄托在未来的医学上。至少从目前来看，医学始终是行进在希望之中的，而我们最需要做的是认识到自身对健康的维护作用，以及认识到导致疾病的真正原因。从自己做起，改变不良的生活习惯，从源头上预防疾病的形成。

不得病才是最好的方法

> "圣人不治已病治未病，不治已乱治未乱。"

什么样的医学能够帮助我们实现健康，或者换一种说法，我们未来需要什么样的医学？

前面提到的治病要治到病根上，这是不是保证身体健康的最佳的方法呢？仍然不是，因为不得病才是最佳的方法。我国曾经有研究表明，用 1 元钱来做疾病的预防，会省掉 8.5 元的医疗费，还会省掉 100 元的抢救费。用 1 元钱来预防听起来很简单，但是简单的事大家不要认为没有用，实际上简单的事情未必就容易做到，简单不代表容易。只要我们养成一个良好的工作习惯和生活习惯，很多疾病就可以避免。我们为什么非要去吃药，非要让身体恶化到患了严重的疾病之后才去治疗呢？尽可能把疾病消灭在萌芽之中，这才是真正高明的医学。

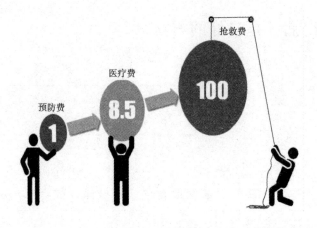

图 8 - 2　医疗费用让社会和个人都不堪重负

早在几千年前，我们的中医理论就已经深刻地意识到了这一点。比如，最有名的是《黄帝内经》中说的"圣人不治已病治未病，不治已乱治未乱"。这就是提醒大家在没有发病、身体秩序还没有紊乱的时候进行调理，这样不仅代价小，人的生活质量也会高。所谓的"上医治未病，中医治欲病，下医治已病"也是《黄帝内经》中所讲的。为什么只有上医才能"治未病"？因为只有好的医生才能够判断出你的身体会产生什么问题，哪个部位是你身体中存在的健康"短板"。

当然，预防疾病的方法还有很多。比如前面讲到的针对我们内脏的"短板"来培补，如果我们内脏的整体水平比较好，身体就会变得强大，相比其他人就不容易受外来因素的侵袭。

预防疾病还要注意的就是避免外在因素的伤害。例如工作环境、气候等一些不利于健康的因素对我们的危害。身体是需要自己呵护的，不能有了病就把自己交给医生了，不从自身做改变。交给一个明白的医生还好，如果交给一个经验不足的医生那就糟了，不该吃的药让你吃一堆，不该做的治疗做一些，对身体不仅无益反而有害。再好的医生也只能告诉你如何去做，给你指出一条正确的路，做不做和怎么做最终还是要靠自己。所以说，我们千万不要把健康的希望寄托到医生身上，寄托到医院上，寄托到未来医学上，因为自己才是维护身体健康的主人。

中医还有一个更好的预防疾病的具体方法，就是从经络穴位这个角度来预防，换一个说法就是从空间这个角度来实现疾病的预防。正常情况下，我们的经络空间是正常存在的，一旦有了问题，它就会发生一些变化，这些变化甚至在体表就能够显现出来。如某些穴位或反应点的压痛敏感度会增加或者会出现硬结、硬条等变化。如果你有胃病，按压中脘穴附近，压痛度就会比正常人高。 如果心脏有问题，心俞穴、内关穴、至阳穴等也会变得压痛敏感。总而言之，穴位敏感度的变化与内脏的变化是有一定对应关系的。

另外，有些穴位附近还会出现条索状的改变，以及温度、颜色或其他一些指征的改变。 有些穴位会出现凹陷，或者凸出，有些穴位的温度会降低或者发热，这些改变都提示着相应的内脏发生了各不相同的变化。

针对目前临床上医源性疾病越来越多的现象，未来医学还应该有一个特征，那就是生态医学。 生态医学不是对抗式的医学，也不是替代式的医学，更不是杀戮式的医学。 替代式的医学有激素替代疗法，对抗式的医学用化学药物和疾病对抗，杀戮式的医学用抗生素与细菌对抗，而生态医学则不然。 就像前面我们提到过的草原河流，如果用杀戮的办法，既杀灭了有害微生物，也杀灭了一些有益菌体，同时也破坏了人体的整体环境，就如被火烧后的森林经过长期的修复都不一定能复原。 相反，如果顺应生态的自然规律，恢复原来的生态，牛羊还可以在那里生长，鱼鸟依然成群。 我们人体的环境也是一样，人体的各个组织器官，都有自己特定的生理规律与特定的生态环境，如胃部环境是酸性的，而其他部位的 PH 值就不可能像胃那样；大肠中存在着许多诸如大肠杆菌之类的菌群，而肺部如果存在这类细菌就是一种病态。 人体就是由不同组织、不同菌群构成的一个多种生态环境的平台。皮肤有皮肤的生态，肠道有肠道的生态，心脏有心脏的生态。 只有顺应生命的规律，保持各种生态稳定的医学，才是安全有效的医学。 其实中医理论与诊治方法中，安全、有效、生态的诊治方法很多，不仅仅有天然植物组成的药物，还有像针灸、推拿、导引术等对人体及疾病的治疗有效的多种办法，这些都可以对我们的身体及其疾病起到有效的治疗与调节作用。

目前在医学临床上，现代化设备投入越来越多，自动化程度也越来越高，人与机器的对话越来越直接，医生因此处于被逐渐边缘化的境地，而医学也由此变得简单与冰冷。 在人们的头脑中，医学与医疗就是为了治病，而治病，就是要吃药、输液、手术等。 其实这不是医学的全部，医学也不应该过度强调技术。 我们应该明白医学的目的是什么，如何使病人感觉到生命的价值和人性的尊严。因此，未来医疗需要做的，是把人性融入治疗之中。

未来需要什么样的医学

> 未来的医学需要我们医生与病人共同去努力。

医学的主要目的在于对生命质量的提升和让人的寿命尽量延长，而不仅仅是简单地流水线式地治疗疾病。它应该至少包含以下的方面：一是保持健康人群的健康延续，即预防疾病。二是对疾病进行正确且安全的治疗。三是对不能治愈的疾病进行人性化关怀。

未来医学的发展应走向何方呢？

医学不可能独立于其他学科之外存在，而是与现代科学技术和人类社会进步息息相关。结合人类医学与科学技术发展的进程，医学的发展也让我们能隐约感觉到未来的雏形了。

第一，社会进步与自动化程度的提升，让人们的生活方式有了非常大的改变，人的行为方式、生活习惯、饮食结构、作息时间、心理状态等也会因此而发生大的改变。

而这些将直接导致生命状态与人体新陈代谢发生相应的改变。于是疾病的种类，即疾病谱便与以往不同了。我们追溯源头，现在生活方式疾病的产生主要是因为我们的生活方式发生了大的改变。目前在我们国家，生活方式疾病中的四类——恶性肿瘤、心脏病、脑血管病、呼吸系统疾病就占了大中城市居民死亡率的78.68%，而北京市已经接近83%。这就意味着我们生活在城市中的绝大多数人的死亡原因和他们的生活方式有关，而当这类疾病占主导的时候，靠医生、靠药物、靠医院、靠医学都不行，只有靠病人自己通过改变生活方式来获得健康。从这个意义上来讲，在治疗方面，病人是医疗的主导。医生能做的只是告诉病人为什么会患病，或者给病人开一些只能缓解症状的药物，如何从根本上改变还是要靠病人自己。所以，未来医学发展方向应该以病人为主导，而并非以医生、医院或药物等为主导。

第二，随着社会的进步，医生与病人之间的关系也将渐渐改变，变得越来越人性化。医生在诊断疾病的时候可以与病人协商。比如我作为医生，会告诉病人应该怎么治疗，吃什么药，如果病人在权衡利弊之后有不同意见的话，可以提出他自己的想法。医生一般会尊重病人的意见。英国一个医学专家写了一本书，叫《聪明的病人》，书中有一段医患之间的对话很能说明问题。

医生："您得了高血压，可以选择吃药。"

病人："如果不吃药会有什么后果？"

医生："可能会得像中风和冠心病这样严重的疾病，甚至猝死。"

病人："像我这样的情况，得这种严重疾病的机会有多大？"

医生："根据科学研究结果推算，未来5年内大约有10%的可能。"

病人："如果我吃药，是否就不会得了呢？"

医生："还可能会，科学证明吃药只能使心血管病降低约30%。"

病人："30%是什么意思啊？

医生："吃药会将心血管病危险从10%降到7%。也就是说，33个吃药的人中有一个会因吃药不得病，32个病人吃不吃都一样。"

病人："我会是那一个幸运者呢，还是那32个不幸者之一呢？"

医生："您幸运的机会是3%，不幸的机会是97%。"

病人："抗高血压药有什么副作用吗？"

医生："一些病人可能会出现疲劳、入睡困难、阳痿和肢体痉挛等现象。"

病人："哦！33个人中才有一个人得益，还会有副作用。这些钱花到别的地方吧。"

医生："这是您的选择，我尊重您的意见。"

在提摩西·麦克尔所著的《诊断你的医生》中也有这样一段对话：

医："您需要拍X光片以便协助诊断。"

患："我为什么要拍X光片？"

医："是为了排除肺炎。"

患："我得肺炎的可能性有多大？"

医："可能性不大，但我只是想确诊一下。"

患："你估计可能性多大，十分之一，百分之一？"

医："根据不发烧、肺部听诊正常这些情况来看，你得肺炎的可能性很小。"

　　患："我明白了，我如果得了肺炎您会怎么办？"

　　医："也许我要让你口服抗生素。"

　　患："如果我没得肺炎，你还会给我开抗生素吗？"

　　医："是，我可能会给你开。"

　　患："就是说，拍胸片对治疗没什么影响，对吗？"

　　医："是的，实际上没有影响。"

　　患："我想我还是先不拍了……"

　　反观我们平时到医院看病的经历，大多数患者都是对医生的话听之任之，很少会有患者主动去反问医生，对医生的诊治方法提出质疑。其实，我们病人往往要比医生更清楚自己身上真正的病因。

　　上文展示的这些对话其实是一种医患之间协商式的诊治模式，这种模式更具人性化。我在前文中也提到过，有一些检查是属于预防保护性的，或者是排除一些情况，有些检查病人完全可以选择不做，这就需要医生和病人共同协商。

第三，随着互联网的普及，医学信息会越来越发达，越来越多样化。现在书店里到处有健康类图书，电视媒体上也到处都有健康类的讲座，网络上的医学专业信息也非常丰富，甚至某些连医生都不一定很快了解的医学新知识在网上也都能被非专业人士查到，而一些很专业的医学知识，也可以通过多种表达方式，如视频、3D动画等形式变得越来越通俗易懂，并且还可以通过手机移动终端让每个人很容易就能掌握。这样，医生和患者之间这种医学专业信息不对称的壁垒也将逐渐消失，医生与大众之间的医学信息不对称的现状也会渐渐改变，大众的健康意识越来越强，信息越来越丰富。另一方面，随着智能化设备越来越发达，在医学上的应用越来越普遍，有两个我们无法回避的趋势现在已经显现出来了，一是某些人体的器官组织功能将有可能被机器人所取代，如一个没有双臂的人，可以用机器人手臂来完成各种相应的功能。二是部分医生的职能将被机器人取代，如诊断的智能化设备可以做出部分诊断，达·芬奇机器人已经可以代替医生做部分手术。相信在不远的将来，医学的专业化标签将有可能将被渐渐淡化，而变成一个大众化的行业。

　　第四，目前的医疗仍然是以检查结果为导向进行治疗的，这种医学方式使得我们的机体往往容易受到一些化学药品的干预与破坏，有些疾病不但没有改善，反而因为药物的毒副作用增添了新的问题。所以，随着社会与科技的发展，尤其是我们积累了足够多的医学信息与经验教训之后，在不远的将来，我们一定会发现疾病的明确原因，而我们可以通过对结果的分析，精准地知道病因之所在。倘如此，医学将变得不再以治疗为主导，而是以病因预防为主导。这样也就避免了药物对身体的破坏，医学将变得更加生态化，更加安全可靠。

因此，未来的医学，一定会变成大众化与人性化的、以预防为主导的生态化医学。

我们探索未来医学的时候，要对当前的医学有一个清醒的认识，充分认识到它对我们的健康帮助是有一定限度的，它不可能包治百病。未来理想的医学模型需要我们每个人共同去努力，我们每一个人都是社会的一个细胞。从这个意义上说，拥有一个健康的身体，不仅仅有益于自己，有益于家庭，也是对社会的基本贡献。

图书在版编目（CIP）数据

医疗的背后：那些关于生命、健康和医疗的真相／
张克镇著. ——北京：社会科学文献出版社，2016.6
ISBN 978 - 7 - 5097 - 8833 - 2

Ⅰ．①医… Ⅱ．①张… Ⅲ．①医学 - 研究 Ⅳ．①R

中国版本图书馆 CIP 数据核字（2016）第 042843 号

医疗的背后：那些关于生命、健康和医疗的真相

著 者／张克镇

出 版 人／谢寿光
项目统筹／顾婷婷
责任编辑／崔晶晶

出 版／社会科学文献出版社·北京社科智库电子音像出版社（010）59367069
地址：北京市北三环中路甲 29 号院华龙大厦 邮编：100029
网址：www. ssap. com. cn
发 行／市场营销中心（010）59367081 59367018
印 装／北京季蜂印刷有限公司

规 格／开 本：880mm × 1230mm 1/32
印 张：7.5 字 数：116 千字
版 次／2016 年 6 月第 1 版 2016 年 6 月第 1 次印刷
书 号／ISBN 978 - 7 - 5097 - 8833 - 2
定 价／35.00 元

本书如有印装质量问题，请与读者服务中心（010 - 59367028）联系

▲ 版权所有 翻印必究